U0235456

小药工

中医传统手工制作活动

孔令谦　徐世杰 / 编著

化学工业出版社

·北京·

图书在版编目（CIP）数据

小药工：中医传统手工制作活动 / 孔令谦，徐世杰
编著． -- 北京 ：化学工业出版社，2018.8（2024.6重印）
ISBN 978-7-122-32395-8

Ⅰ．①小… Ⅱ．①孔… ②徐… Ⅲ．①中药制剂学 -
少儿读物 Ⅳ．① R283-49

中国版本图书馆 CIP 数据核字（2018）第 129376 号

责任编辑：龚 娟 郑 芳　　　　　　　　　　装帧设计：王 婧
责任校对：宋 夏

出版发行：化学工业出版社（北京市东城区青年湖南街 13 号 邮政编码 100011）
印　　装：盛大（天津）印刷有限公司
710mm×1000mm 1/16　印张 8　　字数 48 千字　　2024年6月北京第 1 版第 11 次印刷

购书咨询：010-64518888　　　　　售后服务：010-64518899
网　　址：http://www.cip.com.cn

定　　价：48.00 元　　　　　　　　　　　　　版权所有　违者必究

出 版 说 明

　　这是一本关于中医手工小·制作的科普图书。书中所收集的10种中医传统手工制作，比如做香囊、熬中药、制痱子粉等，都与孩子们的日常生活息息相关。通过孩子们亲手体验，不仅能激发他们对中医的兴趣，了解中医知识，还能解决他们经常遇到的一些小·问题：积食、长痱子等。

　　比如书中讲到的阿胶固元糕，属于传统药膳食疗中的膏滋类补品，最早见于《神农本草经》，千百年来一直是中医所推崇的补益、强身、活血的保健膏方。而阿胶固元糕的制作手法虽然看似简单，却融合了传统中医药膳工艺和营养保健学理念，经过历史的积淀和一代又一代中医药匠的革新，一直流传至今。

　　在介绍这些手工小·制作时，我们引用了一些历史典故，并以通俗易懂的语言和旁征博引的方式讲述相关的传统文化，以增加图书的可读性和文化价值。

每个手工制作，首先展示了药材的图片，以及药材的原植物图，以便于孩子在大自然中发现与认知。然后用极简的文字解说，配以对应的操作图，展现制作过程，便于孩子们加以掌握。

本书还用到了在线视频技术，将每个制作过程录制、剪辑成 3 分钟的小演示视频，只需扫描书中二维码就可在线观看。

每个项目制成品的利用率都非常高，既有传统中药的熬制法，也有祖传的功效药方，还有吸引孩子们的饼干、甜点。这些制品做出来之后可以全家享用，对孩子来说既好玩又有成就感。

兴趣是最好的老师，本书的目的就是结合现今社会对工匠精神的追求，通过趣味性较强的传统中药手工体验，让中医药科学文化在孩子们的心中萌芽生根。

目 录
CONTENTS

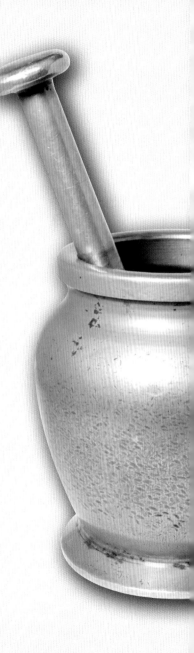

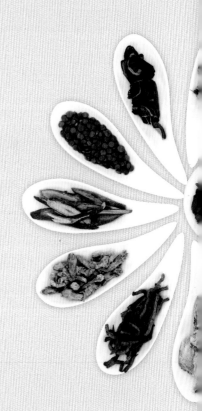

手工制作 ❶ 四季香囊

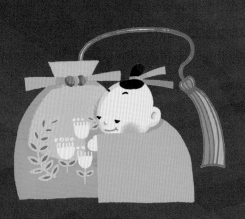

"桥南荀令过，十里送衣香。"三国时期的谋臣荀彧，是曹操的智囊、众人敬仰的才子。他所到之处都会留下香气，令人印象深刻，为后世留下"荀令衣香"的成语。把香料佩戴在身上，可是古代非常流行的生活习惯。不过，要想让香料更好地带在身上，最好是放在精美的丝袋中，也就是制成香囊。

　　香囊可以系在手臂上，藏在袖子中，也可以系在裙带上、衣袋上。把随身佩戴的香囊赠予别人，往往是表达爱慕之情的风雅方式。"子事父母，左右佩用。"青年人去见父母长辈，也会佩戴香囊。

　　传统佳节到来时，亲手制作一个香囊，送给爸爸妈妈或好朋友，岂不是件快乐的事吗？

　　现在的香囊多使用化学香料，香气可以持续较长时间，但是缺失了中药材的药理作用。而传统香囊是用草药或昂贵动物药渣填充的，它能让你在感受浓郁香气的同时，调理身体，安神驱病。

　　人与天地共生，身体也会随四季的变化而发生变化。现在，我们就来看看如何制作四季香囊吧！

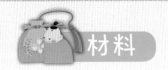

材料

春：丁香、青蒿、茵陈、艾叶。（醒神、防流感、增强抵抗力。）

夏：陈皮、菊花、苏叶、冰片。（明目、清肺、燥温、安神。）

秋：苏叶、防风、藿香、佩兰。（驱蚊、化湿、健脾。）

冬：薄荷、桂枝、辛夷花、白芷。（温阳通脉、通鼻窍。）

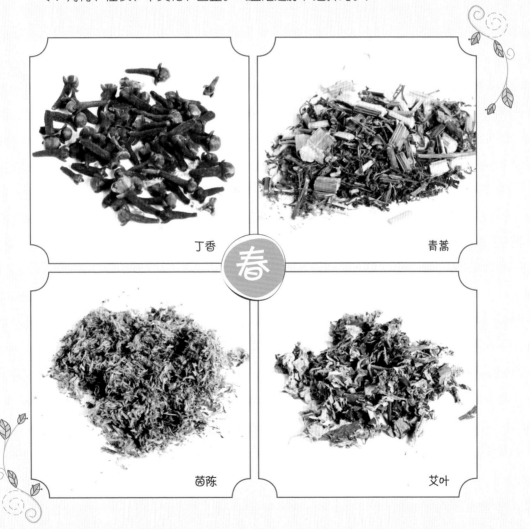

丁香　　青蒿　　茵陈　　艾叶　　春

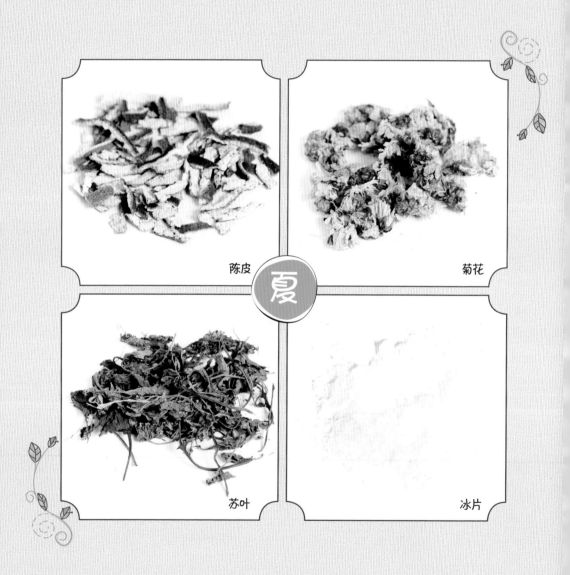

陈皮

菊花

夏

苏叶

冰片

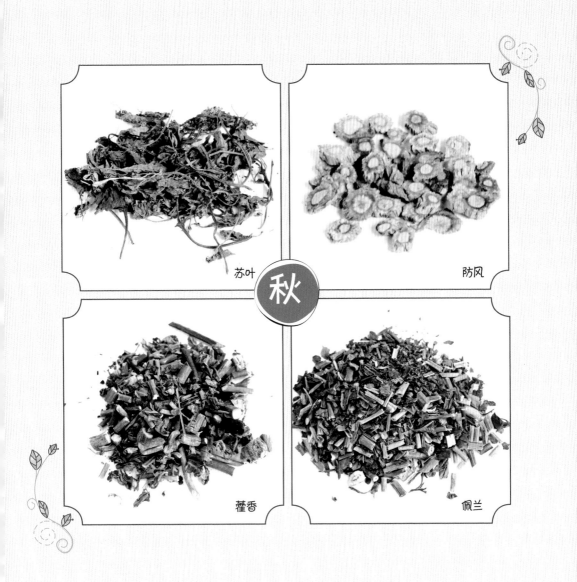

苏叶

防风

秋

藿香

佩兰

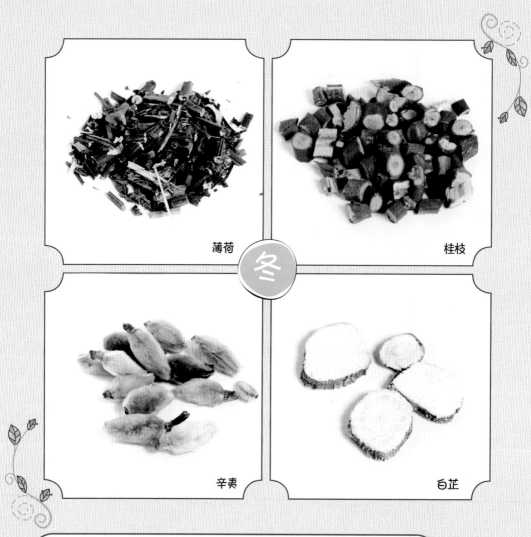

薄荷

冬

桂枝

辛夷

白芷

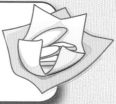

可以在中药店按照1∶1的比例购买，建议每种药材5g。你可以根据季节变化和药用效果，选择适合的药材调配香囊，让每个季节都留有香气。

中药材原植物图赏

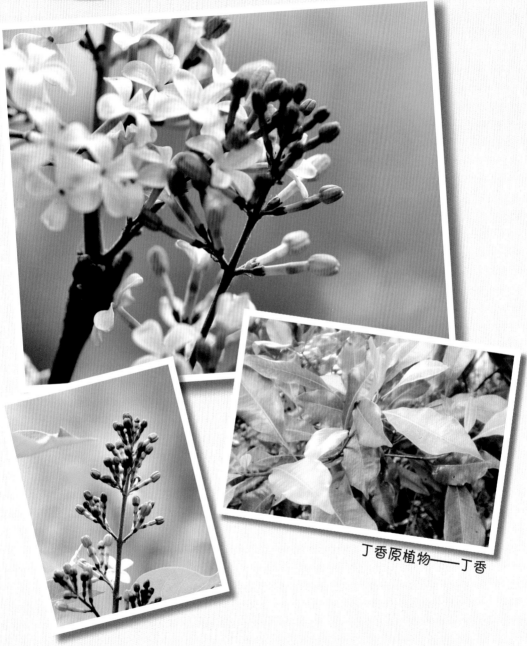

丁香原植物——丁香

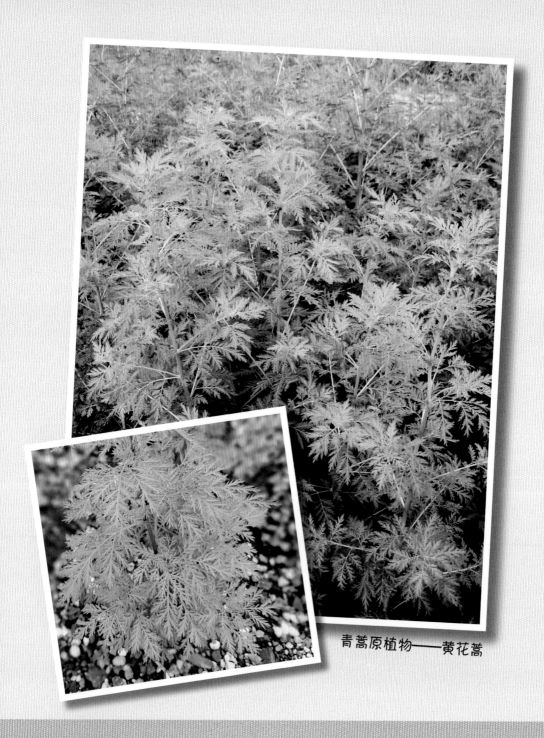

青蒿原植物——黄花蒿

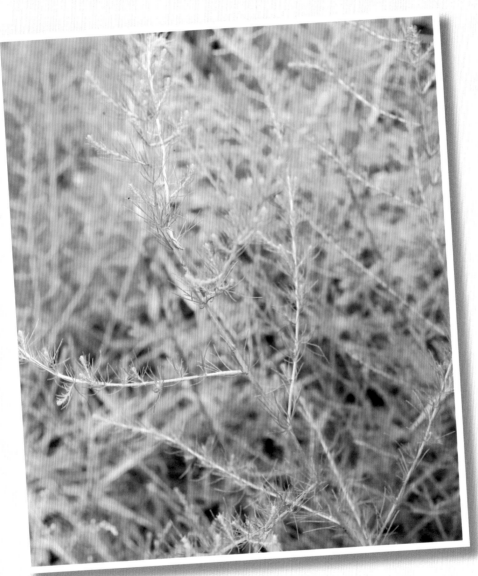

茵陈原植物——茵陈蒿

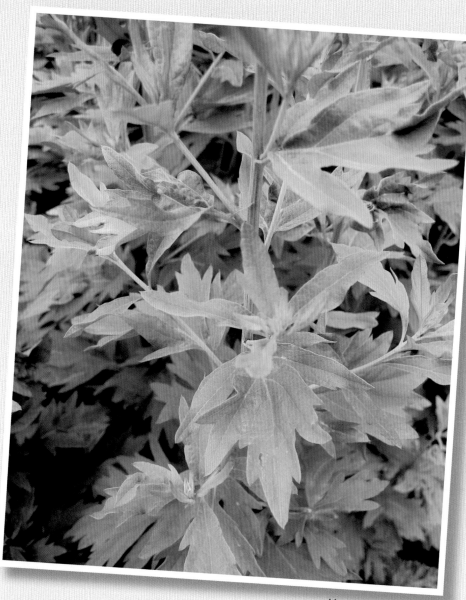

艾叶原植物——艾

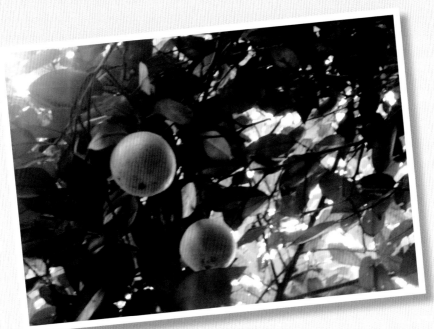

陈皮原植物——橘子

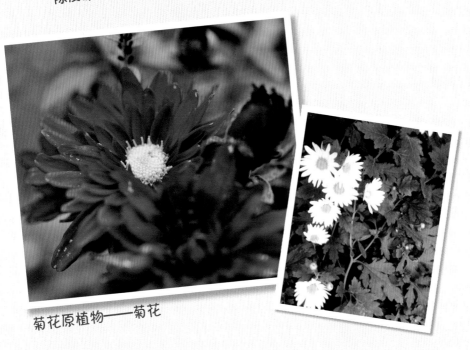

菊花原植物——菊花

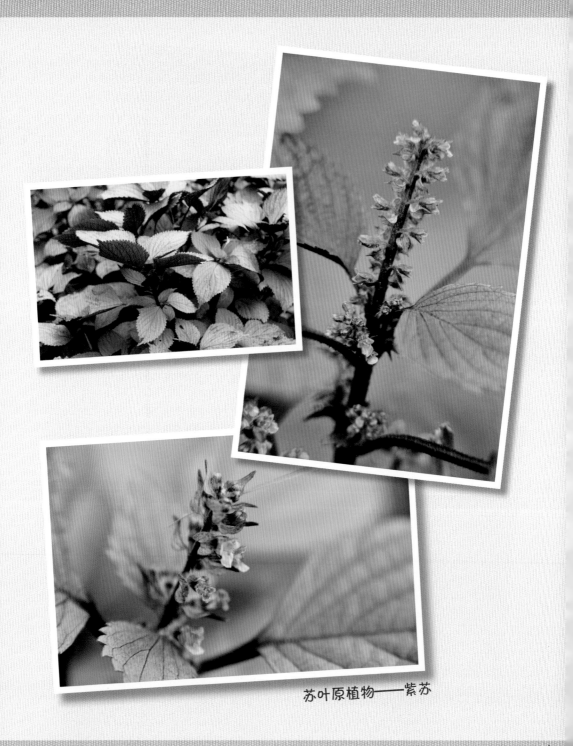

苏叶原植物——紫苏

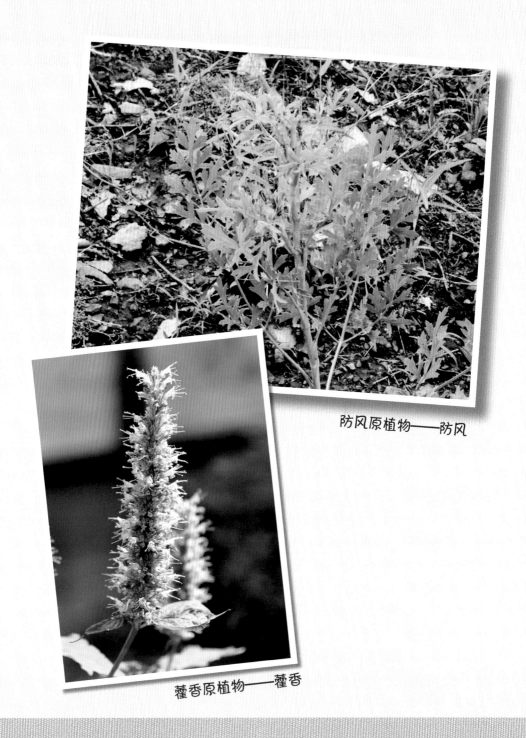

防风原植物——防风

藿香原植物——藿香

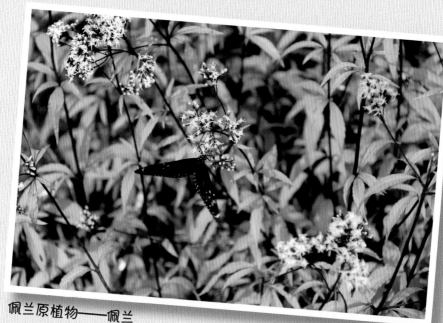

佩兰原植物——佩兰

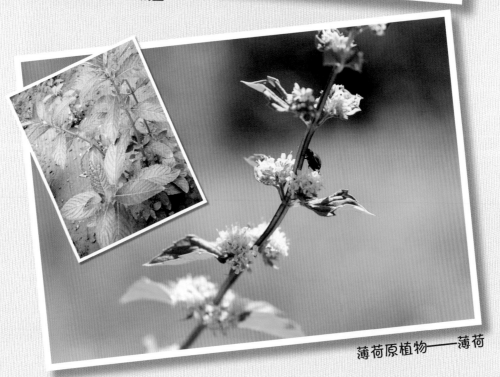

薄荷原植物——薄荷

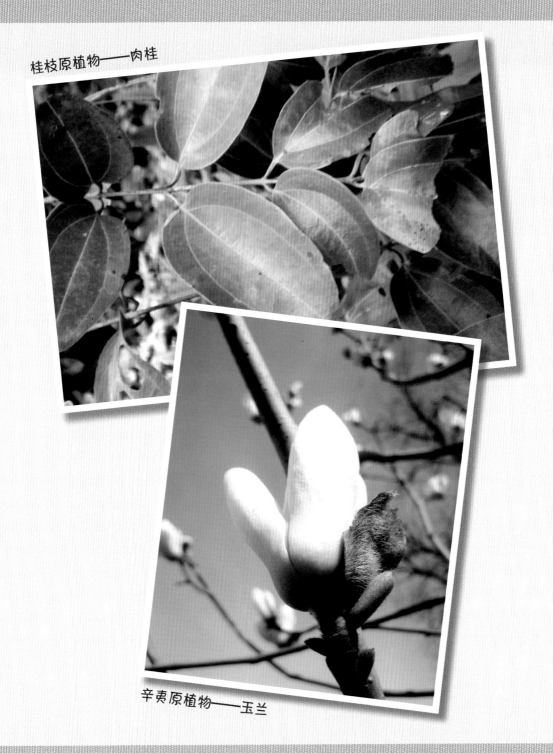

桂枝原植物——肉桂

辛夷原植物——玉兰

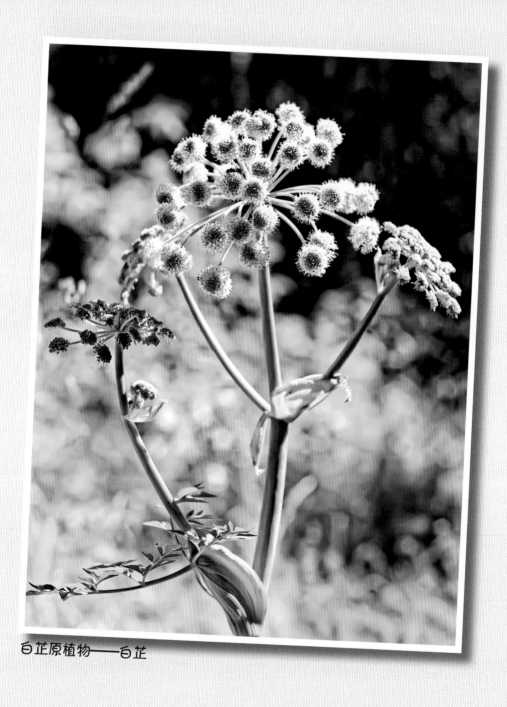

白芷原植物——白芷

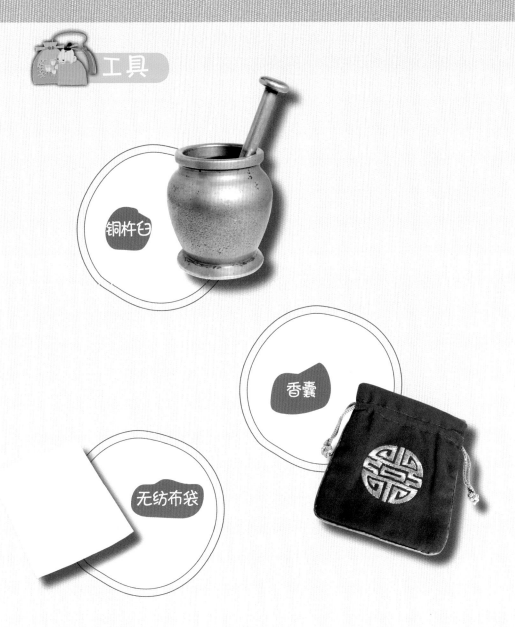

工具

铜杵臼

香囊

无纺布袋

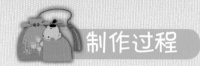
制作过程

一、研渣

　　用传统的铜杵臼捣药研渣，才能够不破坏中药材的挥发油成分，保证药用效果。

　　1. 先将个体较大的中药材放在铜臼中，然后捣药。

　　2. 陆续放入个体较小的中药材，全部捣碎。

　　3. 待药渣大小一致，不至于成粉时停止捣药。

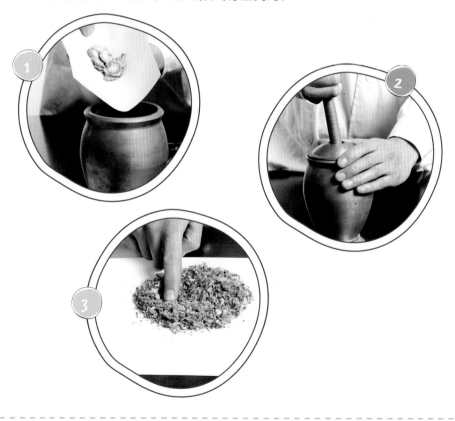

二、灌袋

香囊的内胆，可以用无纺布或棉布。将捣碎的药渣倒入内胆中，系好口。

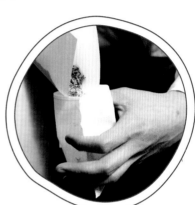

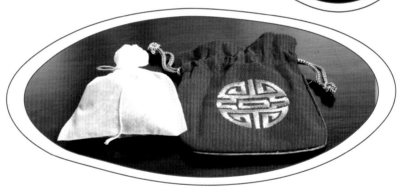

三、做外包装

将做好的内胆放到外包装里，扎好，一个既美观又有药用效果的香囊就做好啦。

外包装可以用成品绣品；如果你心灵手巧，也可以试着自己绣出图案。

送给长辈，可以选择仙鹤、梅花等，象征延年益寿、万事如意。送给小孩，可以选择飞禽走兽类。

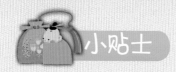 小贴士

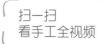 扫一扫
看手工全视频

1. 如果香料接触皮肤出现红疹、瘙痒等过敏现象，请立刻停止使用。

2. 中药香囊会散发独特的气味，如果使用量过大，产生头晕恶心等症状，请立刻停止使用。

"何以致叩叩？香囊系肘后。"将香囊戴在身上，或挂在床头，纵使不能三日留香，也能感受到风雅的乐趣，快动手试试吧！

手工制作❷
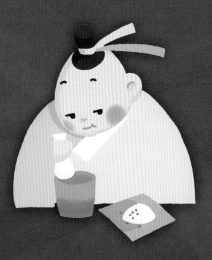

痱子粉

到了夏天，女孩子可以穿上漂亮的裙子，男孩子也可以尽情地在球场上挥洒汗水。但是骄阳似火的夏天，也会给我们带来很多烦恼。其中之一就是身上会长热痱子。

由于夏天气温高湿度大，大量出汗后汗液不易蒸发，使汗腺导管变窄或被堵塞，在皮肤表面形成丘疹、水疱或脓疱，又红又痒，这就是痱子。痱子引起的瘙痒，用力抓挠也不会缓解，反而会留下疤痕。

到底应该怎么办呢？

其实，当环境温度下降后，痱子就会自行消退，一般是一周左右。如果想缓解瘙痒，你可以试试痱子粉！

痱子粉不能治疗痱子，但它能吸收汗液，预防痱子产生，抑制痱子再生，也能让你立刻不那么痒了！

市面上的痱子粉成分一般是枯矾、白芷、滑石粉、冰片、生甘草，它们都具有清热解毒、消肿祛湿、抗炎敛疮、清凉止痒的作用。

痱子粉的制作方法很简单，快来试试看吧！

材料

滑石粉 50g、白芷 10g、枯矾 5g、甘草 5g、冰片 5g。

制作过程大概耗损 10g 左右，最后出粉量在 65g 左右。

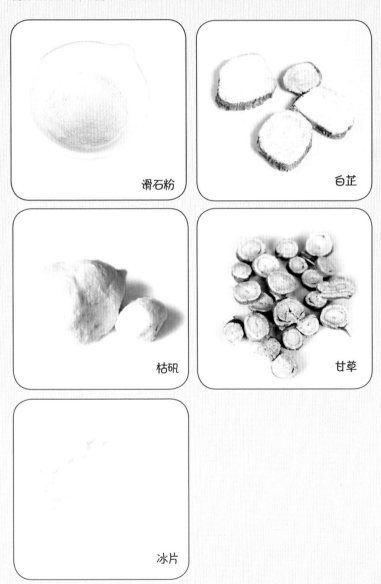

滑石粉

白芷

枯矾

甘草

冰片

中药材原植物图赏

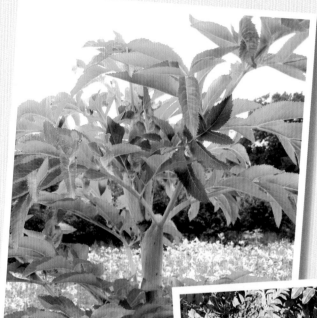

白芷原植物——白芷

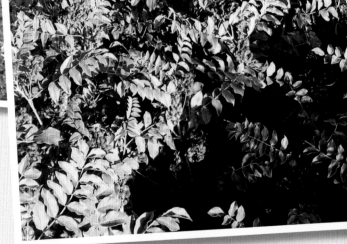

甘草原植物——甘草

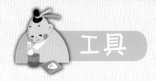

工具

打粉机、研磨器（可用家中的捣蒜罐代替）、120 目筛子、盆。

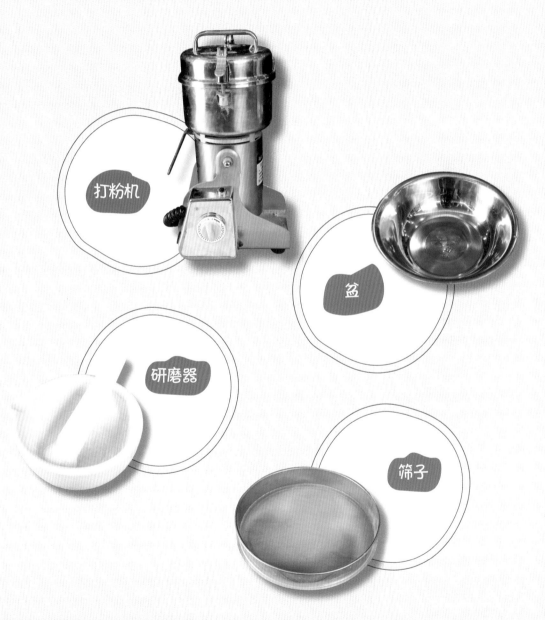

打粉机

盆

研磨器

筛子

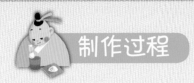
1. 将药材全部放入打粉机中打15分钟。

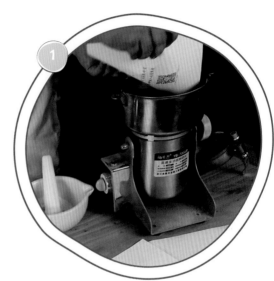

2. 将打好的药粉从打粉机中取出，倒入研磨器里顺时针研磨3分钟。

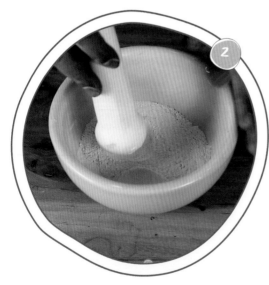

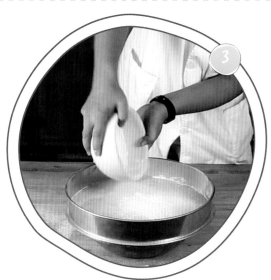

3. 将药粉倒入 120 目筛子过滤，并用盆接住筛好的药粉。

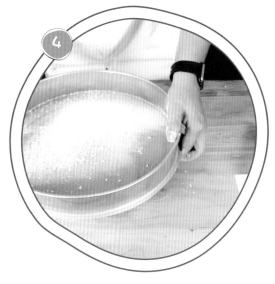

4. 过筛后，将残留在筛子上的大颗粒药粉，倒入研磨器里再次研磨。重复进行第 2～3 步，直至全部药粉过筛，没有颗粒状即可。

小贴士

扫一扫
看手工全视频

1．痱子粉为外用药，只能涂抹在皮肤表面，不能口服。

2．不能涂在皮肤溃烂处，也不能弄到眼睛里。

3．使用过程中，若有瘙痒、红肿的情况，应立即停止使用。

4．成人痱子粉与小儿痱子粉的成分及剂量都不相同。婴幼儿不能使用成人痱子粉。

5．预防痱子，要注意室内通风。最重要的是保持皮肤清洁干燥，穿吸汗、透气的衣服，常用干毛巾擦汗或勤洗温水澡。

手工制作❸

口腔溃疡散

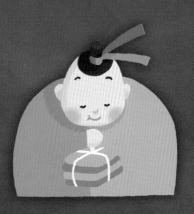

麻辣烫、红油火锅虽然好吃,但是有可能会让你的嘴里发生溃疡!喝水、吃饭会疼,严重时根本张不开嘴。

口腔溃疡就是我们常说的口疮,很多人都有过口腔溃疡的经历,旅行时休息不好,晚上熬夜,心情焦虑,都可能会长口疮。

不要小看口腔溃疡,虽然绝大多数口腔溃疡是良性的,但那些边缘不清晰而且老不愈合的口腔溃疡,就有可能是恶性的,反映出身体其他部位有可能患上了恶疾。

应对口腔溃疡的有效方法之一,是涂抹口腔溃疡散。在口腔溃疡散的常用配方中,青黛清热解毒、凉血消疮,为主药;辅以冰片凉散清热、消肿止痛;白矾可以解毒杀虫、燥湿止痒;甘草抗炎敛疮,共同起到清火敛疮的功效。

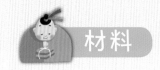

材料

青黛 10g、白矾 10g、冰片 10g、甘草 10g。

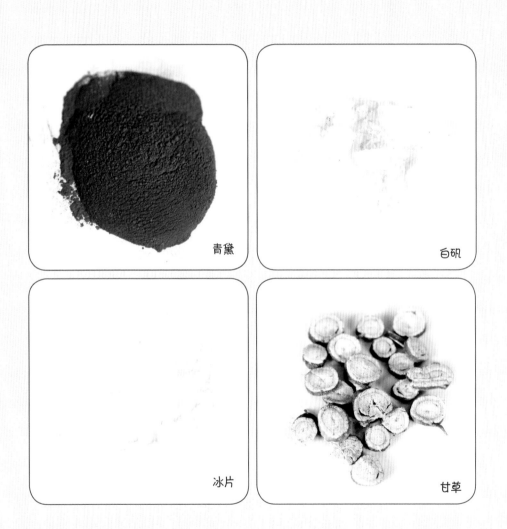

青黛

白矾

冰片

甘草

中药材原植物图赏

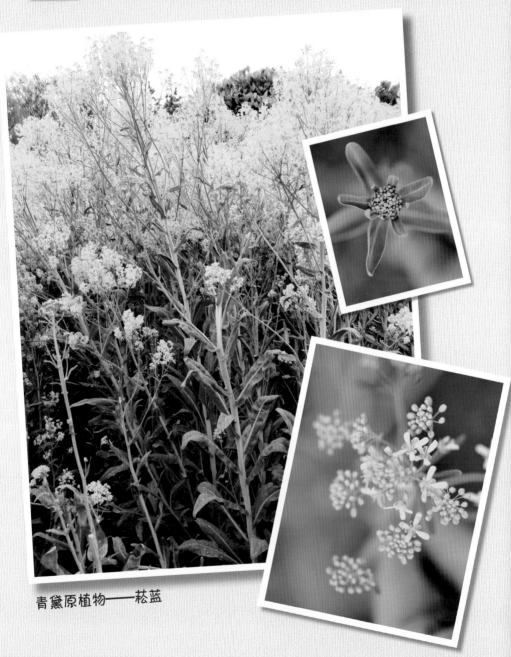

青黛原植物——菘蓝

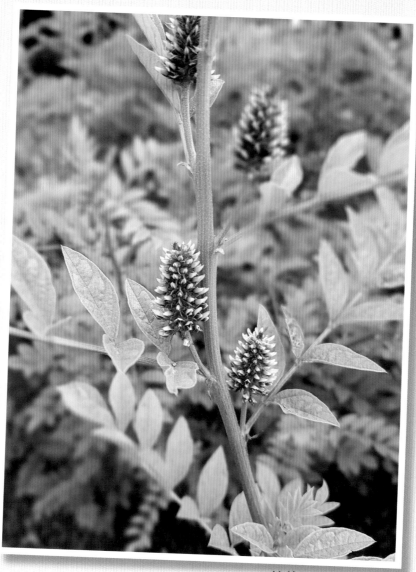

甘草原植物——甘草

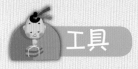 **工具**

打粉机、研磨器（可用家中的捣蒜罐代替）、120 目筛子、盆。

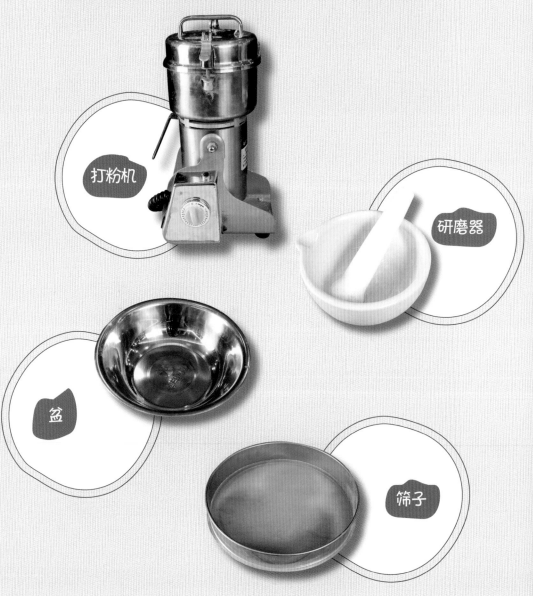

打粉机

研磨器

盆

筛子

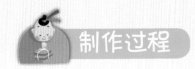 制作过程

1. 取白矾、甘草、冰片放入打粉机中，打 3 ～ 5 分钟。

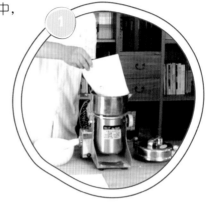

2. 将打好的粉倒入研磨器中，顺时针研磨 1 ～ 2 分钟直至细腻。

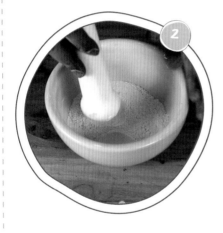

3. 将药粉倒入 120 目筛子过滤，并用盆接住筛好的药粉。

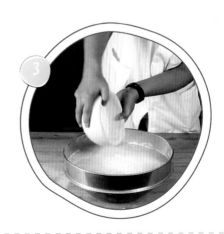

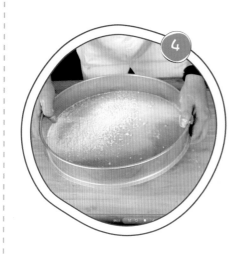

4. 过筛后，将残留在筛子上的大颗粒药粉，倒入研磨器里再次研磨。重复第2～3步，直至药粉全部过筛、在皮肤上涂抹没有颗粒状即可。

5. 将青黛倒入过滤好的药粉中，充分搅拌均匀。

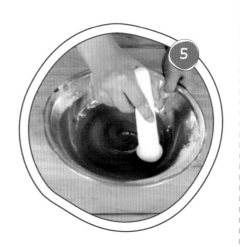

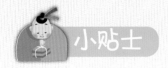

小贴士

扫一扫
看手工全视频

1．使用棉签，蘸取少许粉末涂于溃疡处即可。

2．不能内服。过敏体质者慎用。

3．生溃疡期间仍要保持早晚刷牙、饭后漱口的习惯，可用加盐凉白开水，也可用药物漱口液。

4．如果发作时疼痛难忍，或发作频繁，一个月超过两次，或历时较长，超过两个月，或同时出现多个溃疡，且创面大于黄豆大小，却无明显疼痛感等，均应及时就诊。

5．预防口腔溃疡，要避免过度劳累、熬夜，少吃辛辣食物，纠正咬唇、咬颊、咬舌等不良习惯。

手工制作 **4**

传统方法熬中药

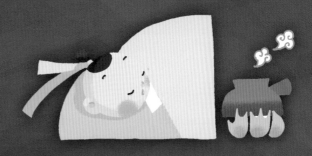

中药是中国优秀传统文化的重要组成部分。下面是一首词《满庭芳·静夜思》，找一找，看这首词中有多少味中药？

云母屏开，珍珠帘闭，防风吹散沉香。离情抑郁，金缕织流黄。柏影桂枝相映，从容起、弄水银塘。连翘首，掠过半夏，凉透薄荷裳。一钩藤上月，寻常山夜，梦宿沙场。早已轻粉黛，独活空房。欲续断弦未得，乌头白、最苦参商。当归也，茱萸熟地，菊老伴花黄。

有二十多味，你都找到了吗？

中药能帮助我们医治病痛，在医院开中药，一般会选择直接熬好，打包成袋。这样就能放在冰箱里冷藏，即喝即取。我们也可以自行在家熬制，但是如果没能掌握正确的熬药方法，就不能把药效发挥出来。

那应该如何在家熬制中药呢？这里面也有不少学问的！

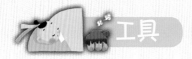

工具

煎药最好选择砂锅（或不锈钢锅、玻璃锅、搪瓷锅）。不能用铁锅、铝锅、铜锅，因为中草药在煎煮过程中会和这些金属发生化学反应，产生对人体有害的物质。

此外，煎药用锅必须清洁，每次煎药完毕，最好立即清洗干净。

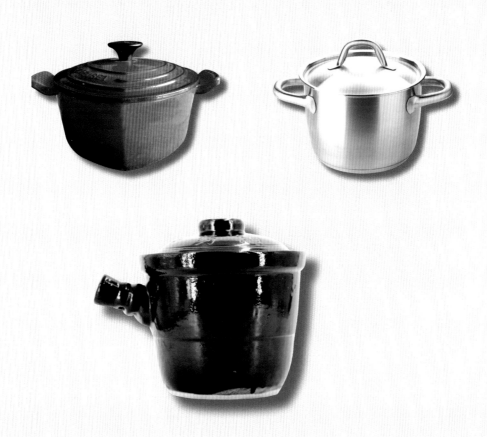

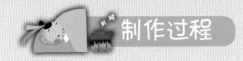
一、浸泡

1. 药材浸泡后再煎煮，易于煎出有效成分。

选择洁净的冷水，如自来水、井水、蒸馏水等泡药和煎药。

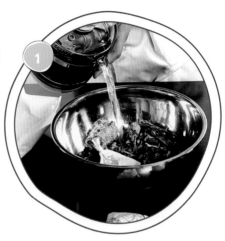

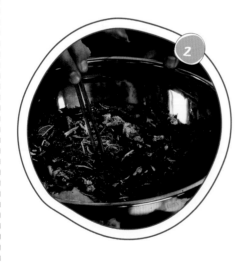

2. 水量的多少，可用筷子按压漂浮的药材来判断，水超过药材 1～3 厘米即可，浸泡过程中不可清洗药材。

二、煎药

1. 第一遍煎药。将浸泡的药材和药水一同倒入锅中。

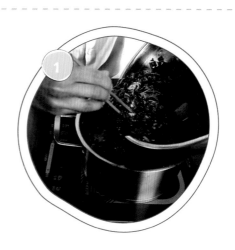

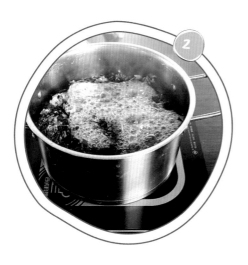

2. 熬制过程中先开大火烧到沸腾，再调成小火计时 20 分钟。熬药时要看着水量，千万不可烧干糊锅。

用水量应一次加足，不要中间数次加水，更不能把药煎干了再加水重煎，煎干的药应弃掉。

煎煮时间长的药物，在煎煮过程中须搅拌 2～3 次，以防底层药物焦糊。

3．第二遍煎药，药材无须再浸泡。这次倒入的水要比一煎稍少。

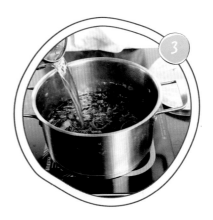

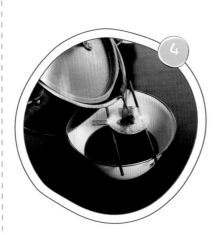

4．熬制 15 分钟，倒出药汤即可。

三、混合

把一煎和二煎的药汤混合到一起服用。

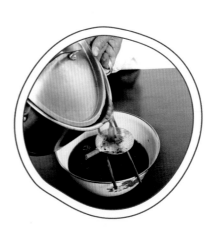

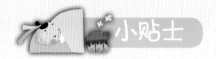

1. 煎药之前，先注意药方上的标注。

注明"先煎"的药，要将药材先煎 20 分钟，然后入其他药；注明"后下"的药，在第一次煎药结束还剩 5 分钟熬好时放入。

注明"布包"的药，需要把药放入纱布门袋中扎好，再与其他药同时熬制。

注明"冲服"的药，不需要熬制，用煎好的药液送服就可以了。

2. 煎好的汤剂一般宜在饭前一小时服，对胃肠有刺激的药物宜在饭后服，滋补药宜空腹服，安神药宜在睡前服，慢性病宜定时服。一般一剂分 2～3 服，一日一剂，如遇特殊情况，可以一日连服两剂，以增强疗效。通常中药汤剂应温服，特殊情况也可凉服。

3. 煎中药时莫忘盖锅盖，避免具有药效的挥发油随水蒸气流失。

4. 煎煮中药并非越久越浓，时间过久，会使药材内的有效成分蒸发而减少，导致药效降低。

5. 中药一旦煎煳，其性质就会发生改变。请丢弃煎煳的中药。

6. 服药期间凡属生冷、油腻、腥臭等不易消化或有刺激性的食物，都应根据需要予以避免。

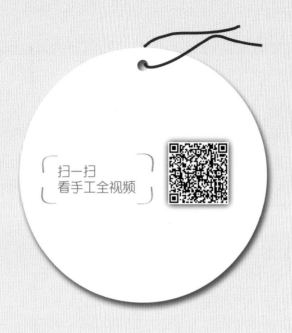

扫一扫
看手工全视频

手工制作❺

阿胶固元糕

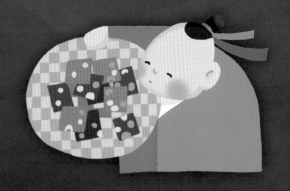

三国时期的曹植是位非常有名的大诗人。但是他被哥哥排挤，又经常用脑，一度气血不足，身体状况极差。府中门客张公为曹植进献了一味阿胶固元糕的制方，主要是以德州驴皮、东阿阿井之水为原料，经过多重繁复的工序，历时月余方才制成。曹植吃后赞不绝口，称之为"仙药"。由于持续服用阿胶固元糕，曹植身体状况明显好了起来，精神焕发，为此写下了脍炙人口的《飞龙篇》："授我仙药，神皇所造。教我服食，还精补脑，寿同金石，永世难老。"

　　一向热衷于美容养颜的慈禧太后，也很喜欢吃阿胶固元糕。据说她在老年时，仍皮肤滑腻，"不现垂老之色"。此后，阿胶固元糕开始成为民间的美食。

　　阿胶固元糕的经典食疗配方，是用核桃仁、黑芝麻、红枣片与阿胶熬制。阿胶具有补血、滋阴的功效，黑芝麻能滋补肝肾，核桃仁健脑防老，红枣片能补血。美味的阿胶固元糕不仅适合于女性，更是老少咸宜。

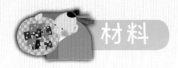
材料

阿胶粉 250g、冰糖 200g、黄酒 300g（可选用绍兴黄酒）、红枣片 200g、核桃仁 200g、黑芝麻 200g，玫瑰花碎少许，食用油适量。
制作前炒制红枣片、核桃仁、黑芝麻。

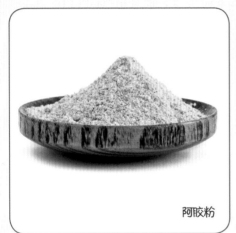
阿胶粉

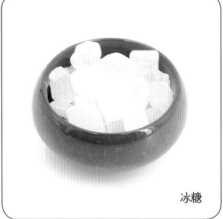
冰糖

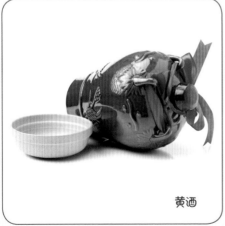
黄酒

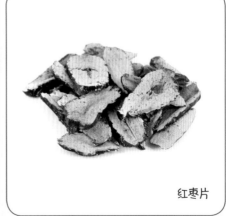
红枣片

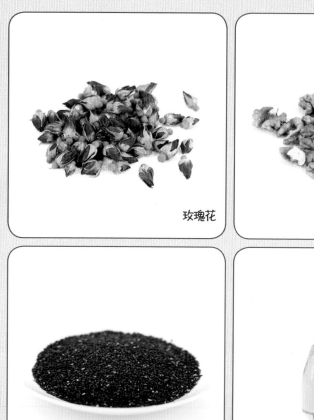

玫瑰花

核桃仁

黑芝麻

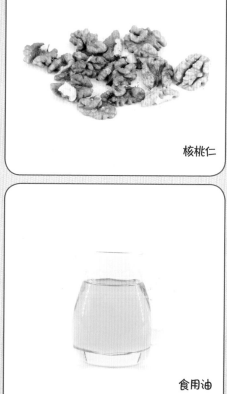

食用油

中药材原植物图赏

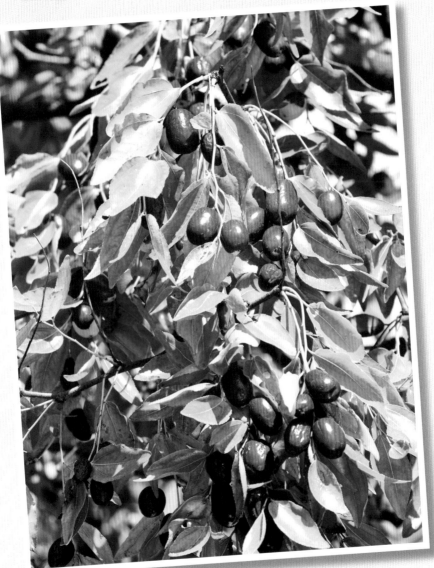

红枣原植物——红枣

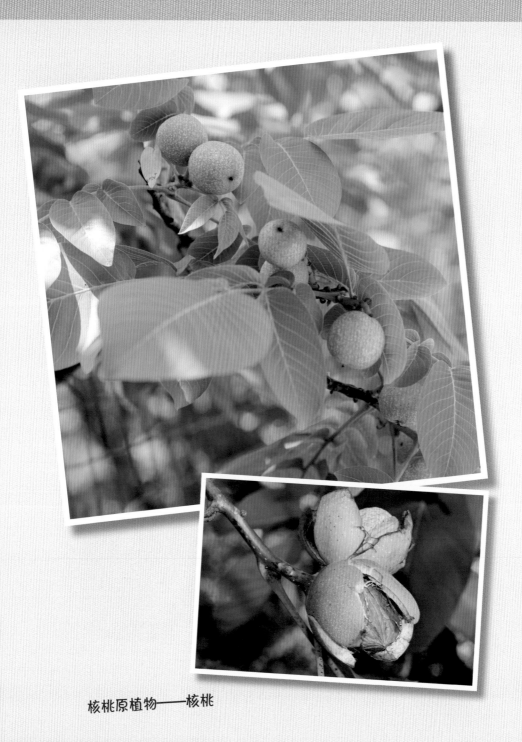

核桃原植物——核桃

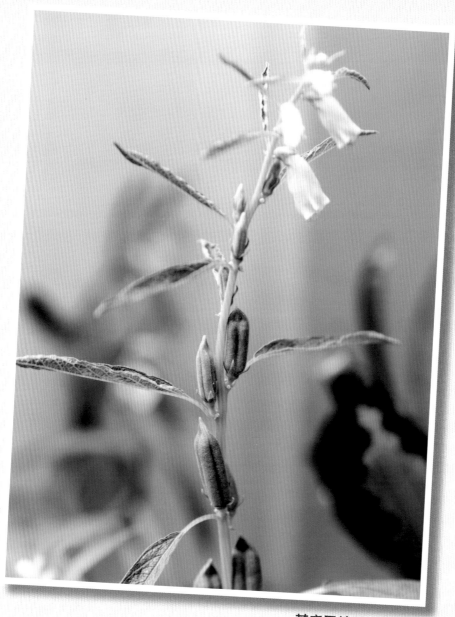

芝麻原植物——芝麻

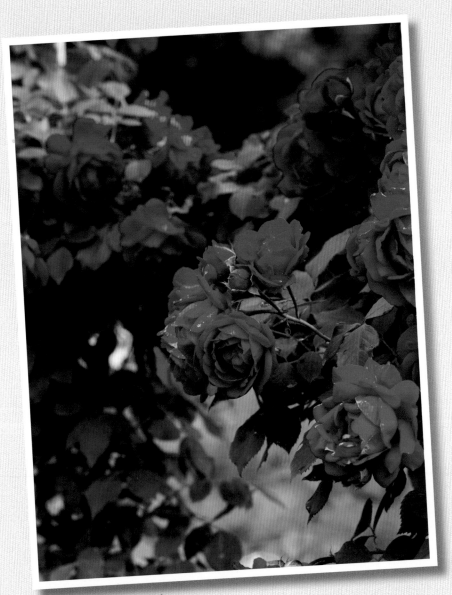

玫瑰原植物——玫瑰

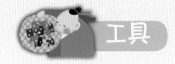

工具

电磁炉或燃气炉、锅、1升容量的方形保鲜盒、木铲、刷子。

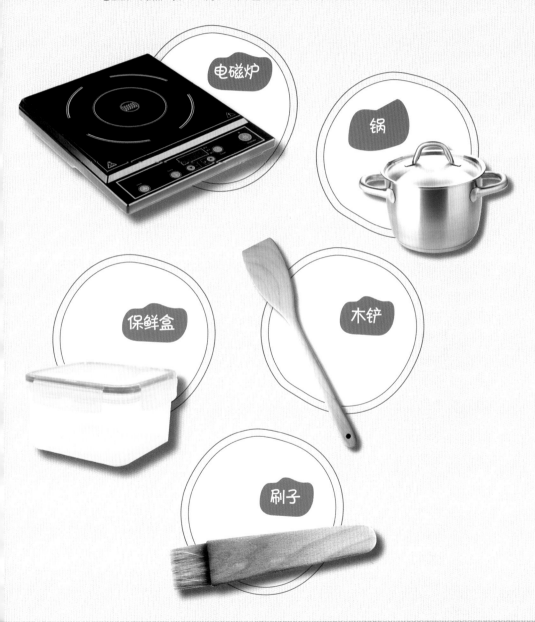

电磁炉

锅

保鲜盒

木铲

刷子

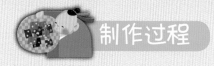

制作过程

1. 锅中倒入黄酒煮沸。将冰糖倒入黄酒中熬制，直到溶化。

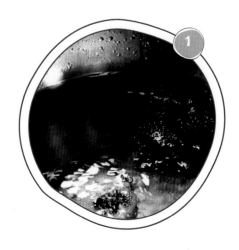

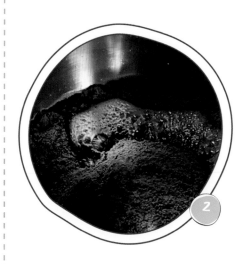

2. 加入阿胶粉，改小火慢熬，同时用木铲顺时针不停搅拌，直至熬到"挂旗"再加入辅料。

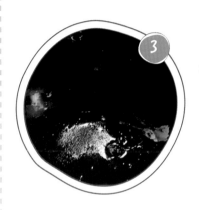

3. 先放入红枣片进行搅拌，再依次放入核桃仁、黑芝麻。搅拌均匀就可以关火起锅。

4. 装盒：用刷子在保鲜盒内均匀地涂抹一层食用油，将熬好的阿胶固元糕装入盒中，用铲子压平压实，挤出内部空气。最后在糕体表面撒上玫瑰花碎，待温度降低至室温后，加盖放于冰箱。

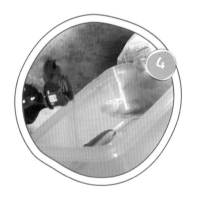

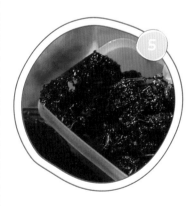

5. 待阿胶固元糕完全冷却后，将阿胶固元糕切分为片状等份儿，在冰箱中加盖储存，随食随取，可保鲜至少三个月。

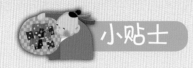

小贴士

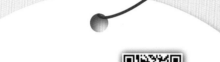

扫一扫
看手工全视频

1. 服用时忌油腻食物，最好在饭前服用。每天吃三到五片，不可多食。常年坚持服用，效果更佳。

2. 服用期间不能喝白酒。因为核桃性热，而白酒也属甘辛，二者同食，易致血热。也不能吃萝卜，饮浓茶、咖啡和可乐。

3. 脾胃虚弱、呕吐腹泻、咳嗽痰多者慎用。

4. 感冒、中风患者不宜服用。孕妇、高血压、糖尿病患者应在医师指导下服用。

手工制作 **6**

大山楂丸

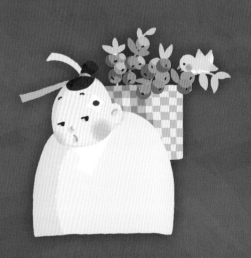

宋光宗时，有一位贵妃深受光宗宠爱。一天，贵妃突然不思饮食，日渐消瘦。光宗让御医给贵妃用最贵重的药，贵妃的病也不见好转。光宗急得如热锅上的蚂蚁，不停地求医问药，最后只能张榜悬赏。这一日，有一位江湖郎中揭了榜，御医都不信这种人能治好贵妃的病，都等着看他的笑话。郎中认真地诊脉后，开出了药方。御医抢过来看，上面只写着一句话：冰糖与红果熬煎，饭前服用五至十枚，病可自愈。

不用药就能治好病？御医将信将疑，让御膳房赶紧准备。没想到，冰糖和红果熬煎后，不仅色泽鲜红可爱，吃起来也脆甜可口，别说贵妃了，小孩子都很喜欢，嚷着要吃。贵妃每餐前遵照医嘱服用红果，不出半个月，病就痊愈了，并且胃口大开，气色也好了很多。皇帝非常高兴，重赏了郎中。

御医不服气，拉着郎中说道："你就是运气好，我们之前用过许多药，贵妃本来就快好了。"

郎中躬身说道："对症下药，才能药到病除。贵妃的病，是因为积食，红果健脾开胃，自然药到病除。"

御医恍然大悟，连声说"佩服、佩服"。

故事中神奇的红果，其实就是山楂。山楂中含有山楂酸、柠檬酸、维生素C等成分，能增加胃中消化酶的分泌，促进胃蠕动，所含的解脂酶还能促进肉类食物的消化。它自古至今就是健脾开胃的食材。

不过新鲜山楂不易保存，不如做成"大山楂丸"，用作开胃消食的良药。

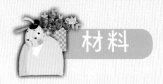

材料

生山楂400g、炒麦芽60g、炒神曲60g（按照 20：3 ：3 的量进行称取），
洋槐蜂蜜800g，食用油适量。

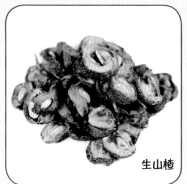

生山楂

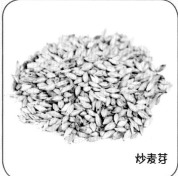

炒麦芽

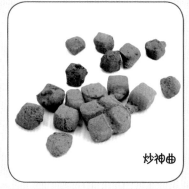

炒神曲

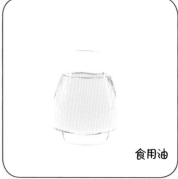

食用油

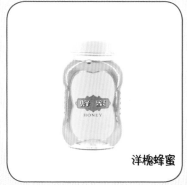

洋槐蜂蜜

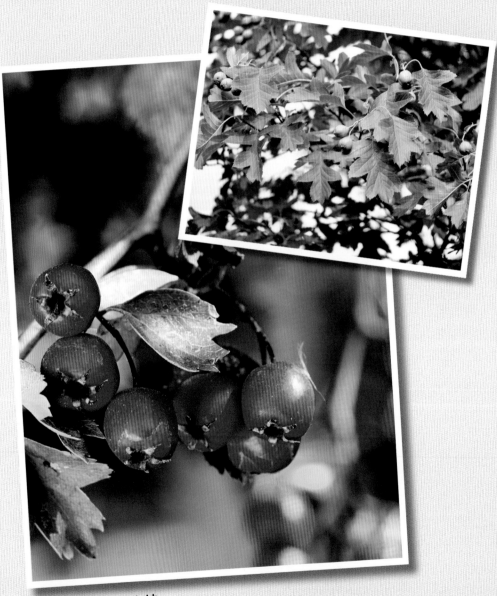

山楂原植物——山楂

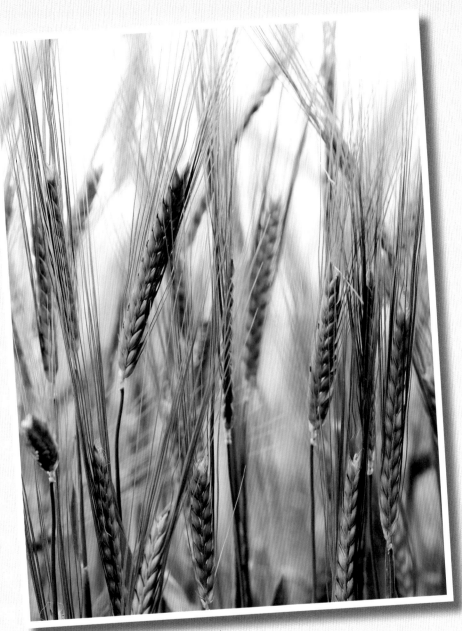

麦芽原植物——大麦（生长期）

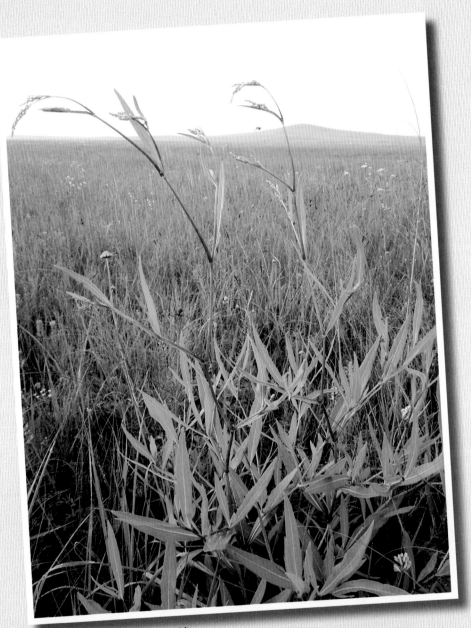

神曲原植物之一——辣蓼

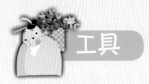

工具

电磁炉或燃气炉、锅、木铲、打粉机、120目筛子、秤、盆、案板、药丸纸、一次性手套。

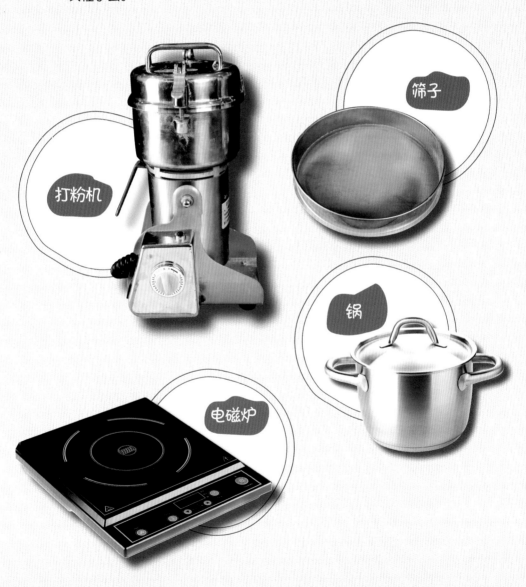

筛子

打粉机

锅

电磁炉

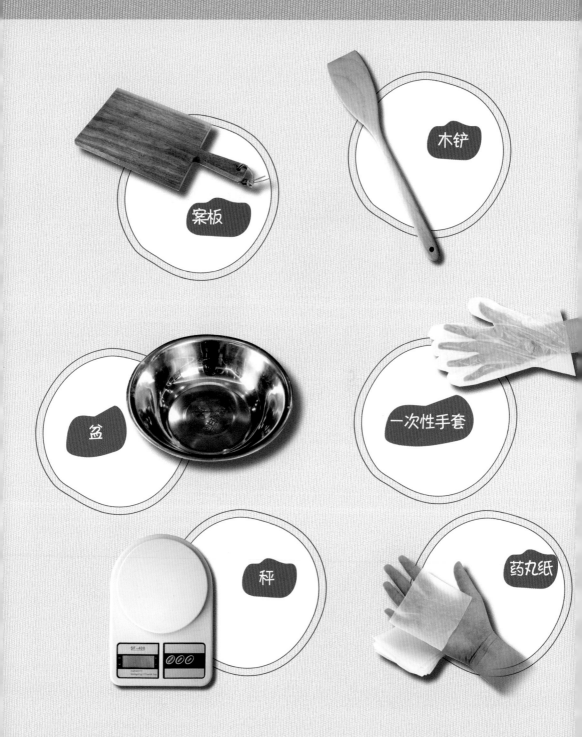

案板

木铲

盆

一次性手套

秤

药丸纸

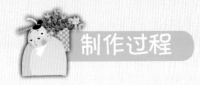

制作过程

一、制粉

1. 将生山楂、炒麦芽、炒神曲混合，全部倒入打粉机打粉15分钟。

2. 将打好的药粉过筛，底下用盆接住。左右摇晃将细粉筛出。残余在筛子上的大颗粒药粉，可以继续放入打粉机中打粉。

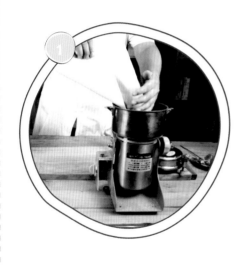

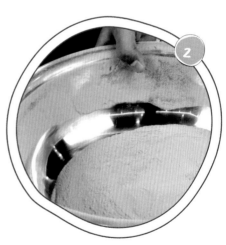

二、炼蜜

1. 把蜂蜜倒入锅中进行炼制，以杀死微生物、去除杂质。用木铲顺时针不间断搅拌，防止粘锅，直到沸腾关火，并将表面的浮沫捞起扔掉。

2. 将炼好的蜜倒入筛好的细粉中，用木铲不停地搅拌。搅拌时如果太干，可以再加蜂蜜，和药粉充分混合。

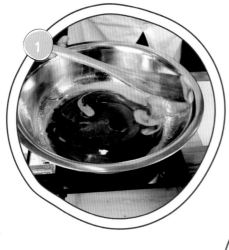

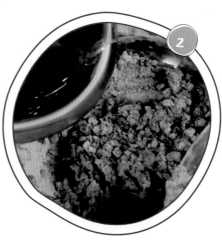

三、揉药

1. 戴上一次性手套，并涂抹一层食用油，双手如和面一般在盘里对药进行揉和，时间越长越好。把药从盆中取出，在案板上涂一层油继续揉和，直到掰开后感觉滋腻即可。

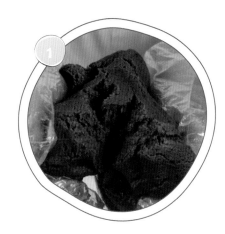

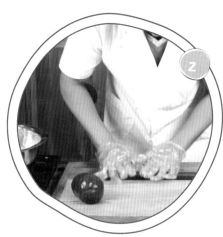

2. 揉好的药放入盆中饧5～10分钟。将饧好的药搓成条，切成小块，用秤分成每颗9g的量，并最终搓成小药丸。

3. 用药丸纸包装。

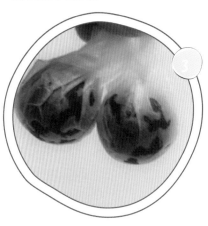

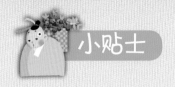

小贴士

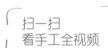

扫一扫
看手工全视频

1. 饮食宜清淡，忌酒及辛辣、生冷、油腻食物。

2. 不宜在服药期间同时服用滋补性中药。

3. 有高血压、心脏病、肝病、糖尿病、肾病等慢性病者应在医师指导下服用。

4. 儿童、孕妇、哺乳期妇女、年老体弱者应在医师指导下服用。

5. 脾胃虚弱者不宜服用。过敏体质者慎用。

手工制作 **7**

儿童版秋梨膏

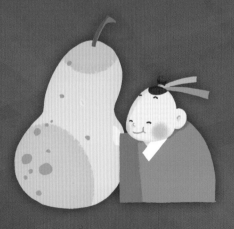

秋天来了，此时天高气爽，但是秋燥袭来最易伤肺，人们容易因为季节交替而咳嗽、心神不宁。此时用温开水调开秋梨膏，喝起来甜丝丝的，有淡淡的梨香味儿，嗓子立刻就变得很舒服了。秋梨膏曾一直是皇家的养生佳品，它的诞生还有段有趣的小故事呢。

唐朝时，武宗秋天患病，终日口干舌燥、心里憋闷，服了上百种药物都没有效果，御医全都束手无策。这时，有一名道士进献了一种蜜膏，皇帝服用之后竟然神奇地痊愈了。武宗非常高兴，并将此蜜膏作为宫廷秘方传承下去。道士制作的蜜膏，正是用梨、蜂蜜及各种草药熬制的秋梨膏。

但是秋梨膏的配方一直秘而不宣，直到清朝康熙年间，贵为四大御医之首的刘恩济将秘方带出宫廷，先是在药铺中售卖，后来受到百姓追捧，成为北京的传统特产。

秋梨本身就有润肺、止咳、去渴、清心的作用，和其他食材一同制成秋梨膏，更是对上火、烦躁、咳嗽等病症有良好的疗效。秋梨膏炮制成后，色鲜如乳玉，又名"玉乳膏"。秋梨膏也可以在家中自行熬制，一起来试试看吧！

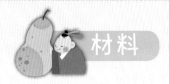

材料

雪梨 5 个、枇杷叶 10g、紫菀 10g、百合 10g、川贝 5g、冰糖 150g、蜂蜜 400ml。

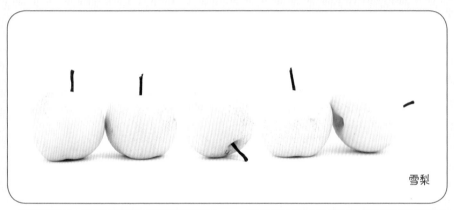

雪梨

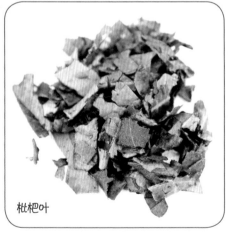

枇杷叶

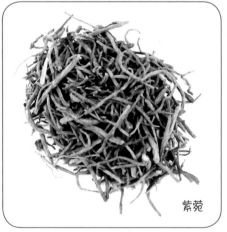

紫菀

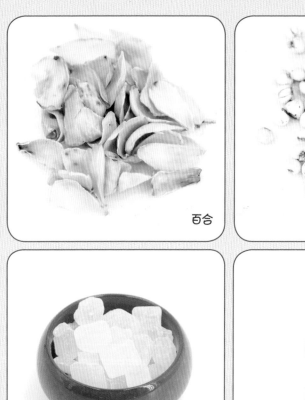

百合

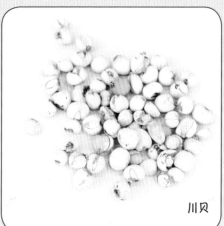

川贝

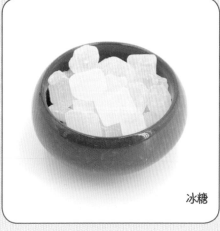

冰糖

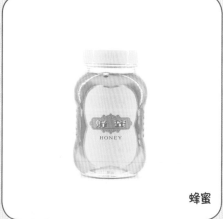

蜂蜜

中药材原植物图赏

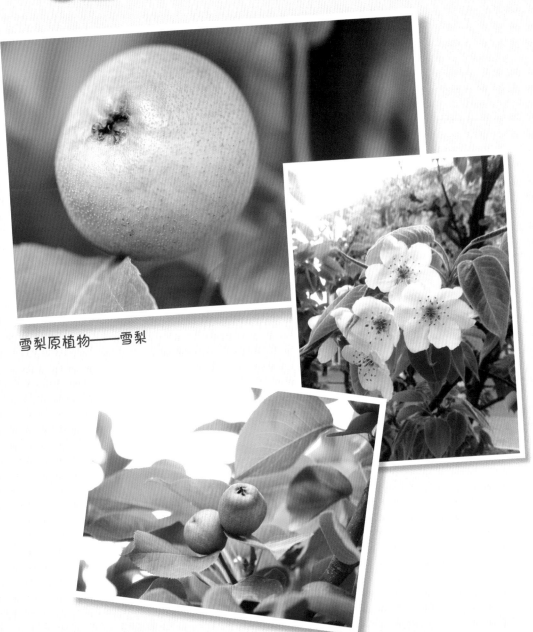

雪梨原植物——雪梨

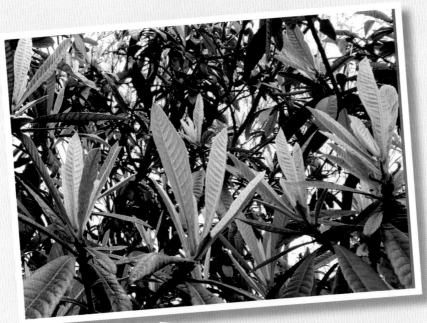

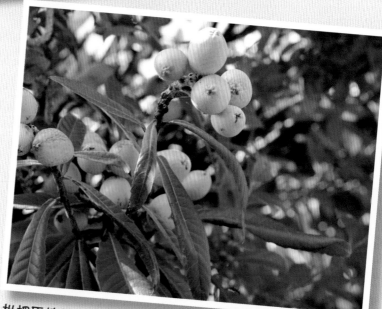

枇杷原植物——枇杷

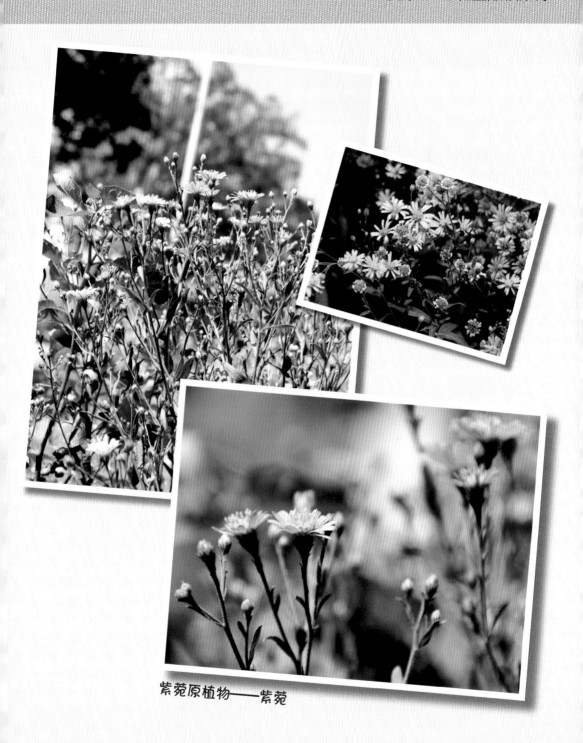

紫菀原植物——紫菀

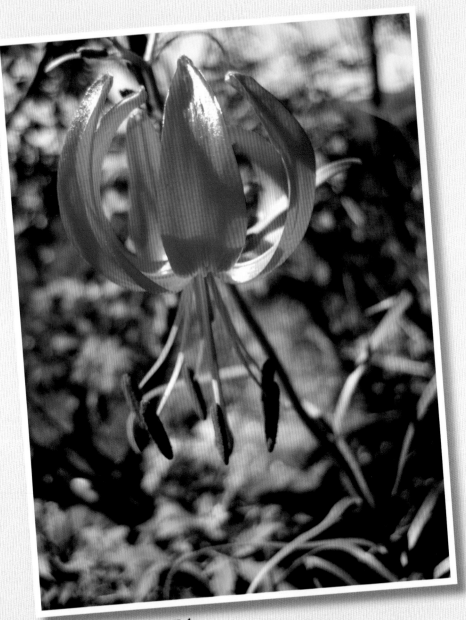

百合原植物——细叶百合

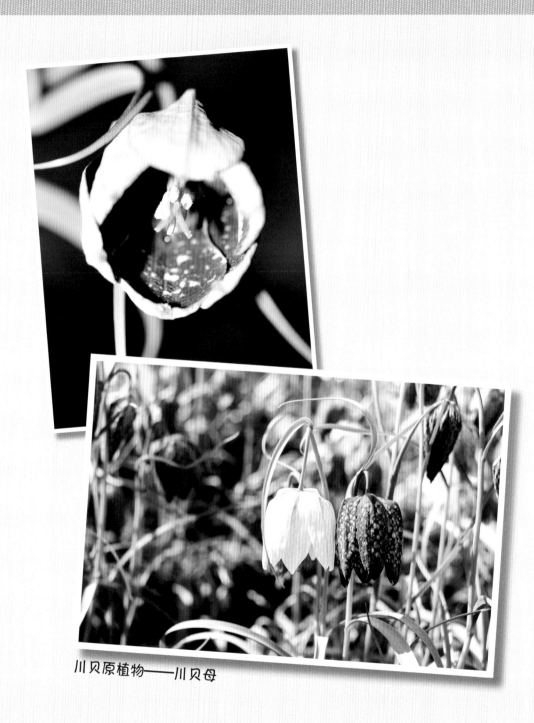

川贝原植物——川贝母

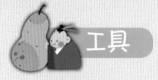

工具

电磁炉或燃气炉、锅（2个）、盆、无纺布药袋2个、收纳瓶1个。

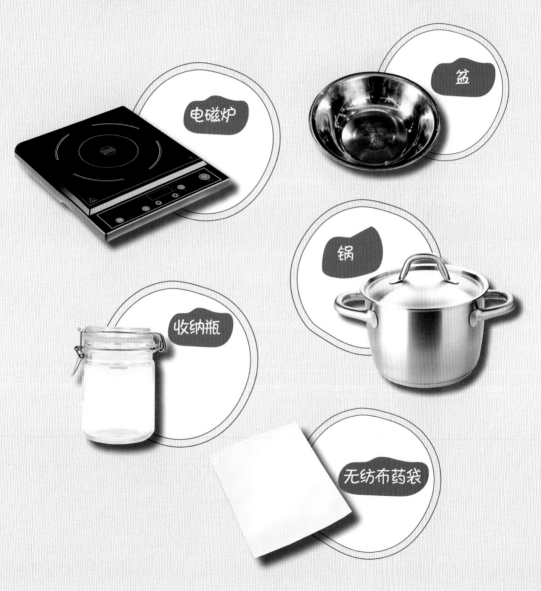

电磁炉

盆

锅

收纳瓶

无纺布药袋

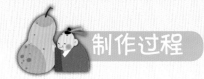

制作过程

一、准备工作

1. 将雪梨削皮切块，然后将切好的雪梨和准备好的药材（川贝、枇杷叶、紫菀、百合）一起装入药袋。

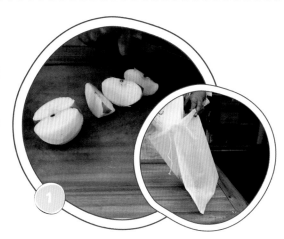

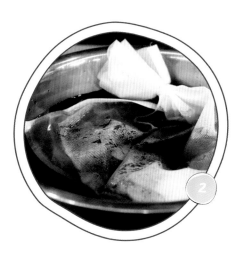

2. 准备一盆水，将药袋放入水中，浸泡1小时。（注意：水超过药袋2厘米高。）

二、熬药

1. 将浸泡1小时后的药袋和药汤倒入电磁锅，盖上锅盖大火熬制1小时30分钟后，将药袋捞出。

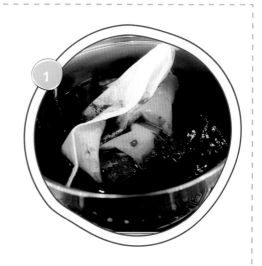

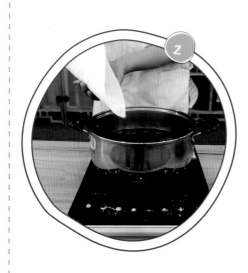

2. 调为小火慢煮药汤，放入冰糖，用汤勺顺时针不断搅拌以免煳锅。一直熬到药汤变浓稠，整个过程大概需要30分钟。然后再调到大火收汁，用时大约5分钟。

三、炼蜜

1. 另外准备一只锅，倒入400g蜂蜜，大火沸煮。用汤勺将浮沫捞出。蜂蜜变色为深琥珀色即可。

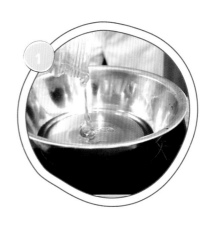

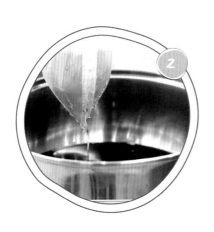

2. 将炼好的蜂蜜经药袋过滤，倒入之前熬药的锅中。

四、收膏

大火熬制带有蜂蜜的药汤，汤勺顺时针不断搅拌，直到药膏黏稠，秋梨膏就制作完成了。等待冷却成膏状后装入收纳瓶中，随时取用。

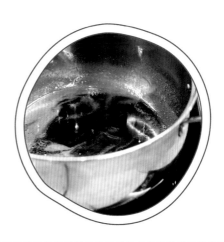

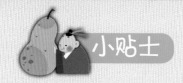

小贴士

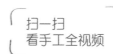

扫一扫
看手工全视频

    1. 自制儿童版秋梨膏在冰箱冷藏保质期为 6 个月。

    2. 秋梨膏含糖量很高，直接饮用会刺激口腔及咽喉黏膜，最好不要直接饮用。可取一两勺，用温开水化开后再服用。也可以加入牛奶、豆浆中饮用。

    3. 脾胃虚寒、手脚发凉、腹泻的人不宜食用秋梨膏，以避免虚寒症状加重。

手工制作 ❽

四白粉美白面膜

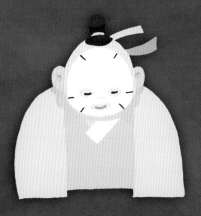

"一白遮百丑"，国人一直对美白有执着的追求。这可能是因为黄种人在年纪大时皮肤易产生色素沉着，形成色斑，严重影响视觉效果。"肤若凝脂"的肌肤，在东方审美中，一直被认为是纯洁、美好的象征。而中医有以色补色之论，有这样四味中药材，含有"白"的名字，可以起到神奇的美白作用。

味香色白的白芷，不仅是古老的美容中药，现代市场上的化妆品也多以其为原料。白芷可改善微循环，促进皮肤的新陈代谢，延缓皮肤衰老，让肌肤如水般滋润光滑。

白芍具有养血、止痛的作用，主治月经不调、经行腹痛等症状。白芍磨成粉状，加水调匀，敷在脸上可以滋润美白。

白茯苓既能让头发乌黑，又能美白皮肤，和蜂蜜搭配使用，能淡化色斑。

白术健脾益气，能改善因脾虚引起的厌食、腹胀、水肿等症状，由内改善皮肤问题。

将这四味药材制成四白粉，就能做成纯中药美白面膜。这是送给妈妈的最好礼物！

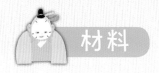

材料

白术 100g、白芷 100g、白芍 100g、白茯苓 100g，总共可出粉 350g。

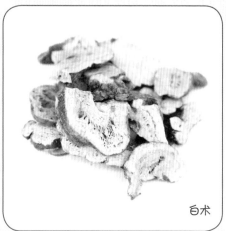

白术

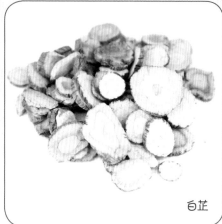

白芷

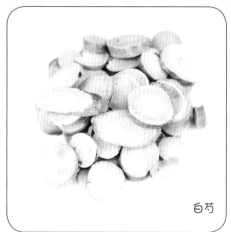

白芍

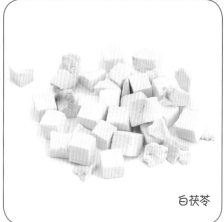

白茯苓

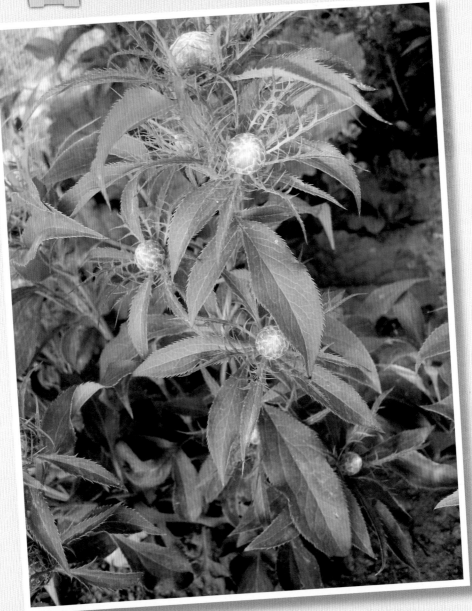

白术原植物——白术

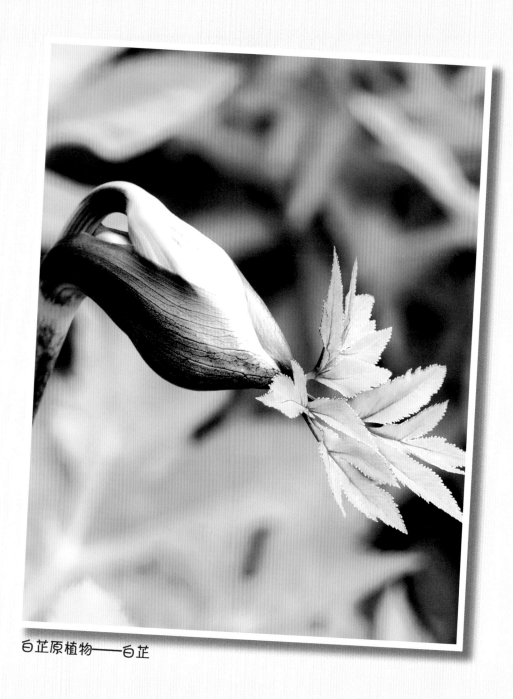

白芷原植物——白芷

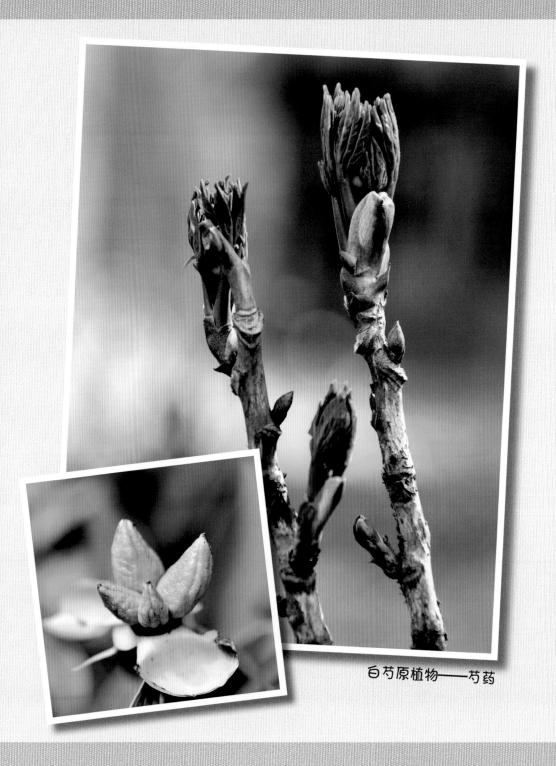

白芍原植物——芍药

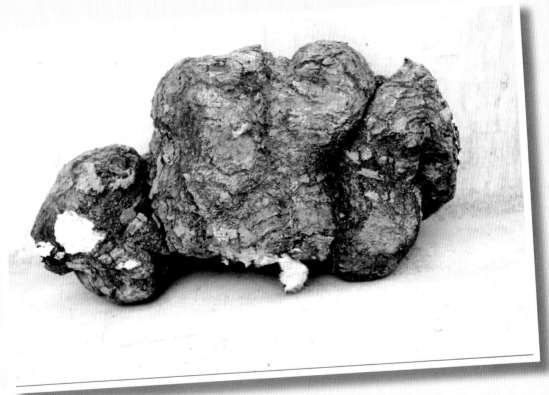

白茯苓原植物——白茯苓

工具

打粉机、120目筛子、盆、收纳瓶。

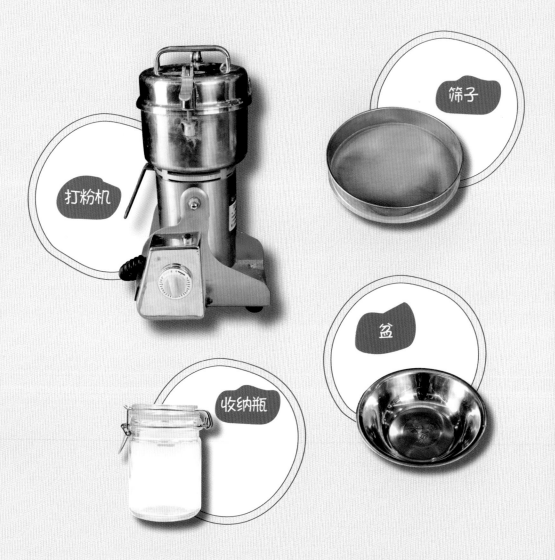

打粉机

筛子

盆

收纳瓶

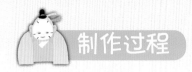 制作过程

1. 将药材全部倒入打粉机中，打粉 10 分钟。

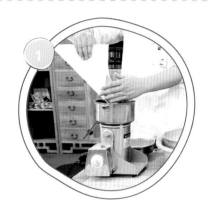

2. 将筛子架在盆子上方，打好的药粉倒入筛子先自然过筛一遍，再用手掌在筛子上顺时针拍打，将细粉筛入盆中，弃下粗渣。

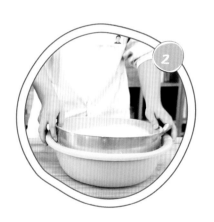

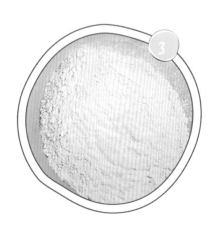

3. 过筛后的药粉像面粉一样细腻，即可装入收纳瓶中。

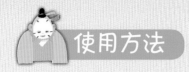

使用方法

　　每次取出 50g 四白粉，和适量的水与蜂蜜调和成糊状，可以直接敷在脸上，或浸泡面膜纸使用。敷 15 ～ 20 分钟，用清水将脸部冲洗干净。

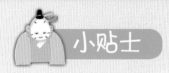

小贴士

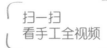

扫一扫
看手工全视频

1. 睡觉前，用小黄瓜切片贴脸，可以美白。
2. 先用温水再用冷水洗脸，会让毛孔变小。
3. 多喝水，不熬夜，少吃油炸类食物，保持皮肤清洁，皮肤会变得水亮。

手工制作❾
儿童消食饼干

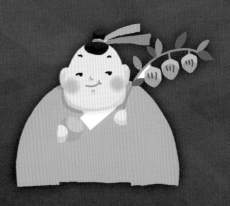

由于体质虚弱或季节变化，儿童会出现消化不良、厌食等症状，家长一定要重视。如果出现消化不良，就会导致身体无法正常吸收营养，孩子的生长发育都会受到影响，导致免疫力下降，还可能会患上慢性胃肠疾病。

　　孩子如果出现消化不良的症状，家长一般会选择让孩子服消食、开胃的药。但是长期服用消食、开胃的药物，会加重孩子的胃肠道负担，使胃肠正常消化吸收功能减弱，有些促消化的西药还会引起腹痛、大便次数增多等不良反应。

　　因此，消食、开胃药不能随便吃。应对消化不良的病症，最适宜的方法是食疗。

　　消食饼干，既能改善消化不良的症状，又能当作早餐。让我们一起看看如何制作吧！

材料

焦三仙药粉 52g（药粉成分：炒山楂、炒麦芽、炒神曲）、低筋面粉 180g、细砂糖 72g、黄油 72g，鸡蛋 1 个，盐少许。

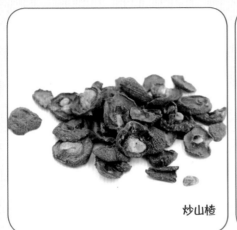

炒山楂

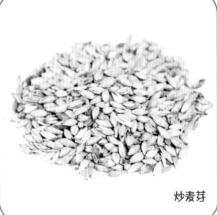

炒麦芽

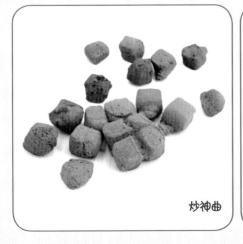

炒神曲

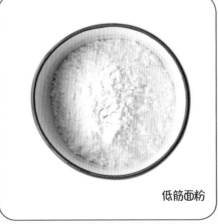

低筋面粉

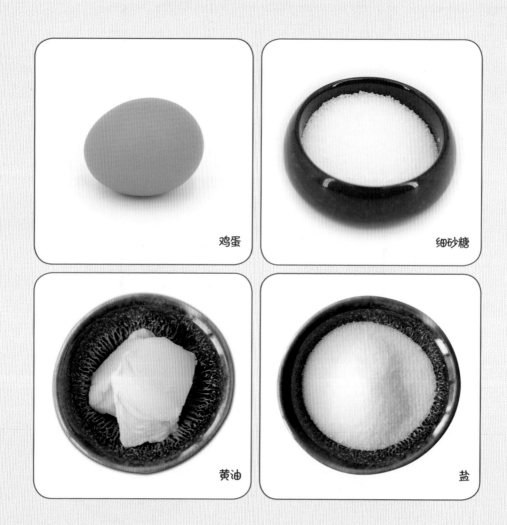

鸡蛋

细砂糖

黄油

盐

中药材原植物图赏

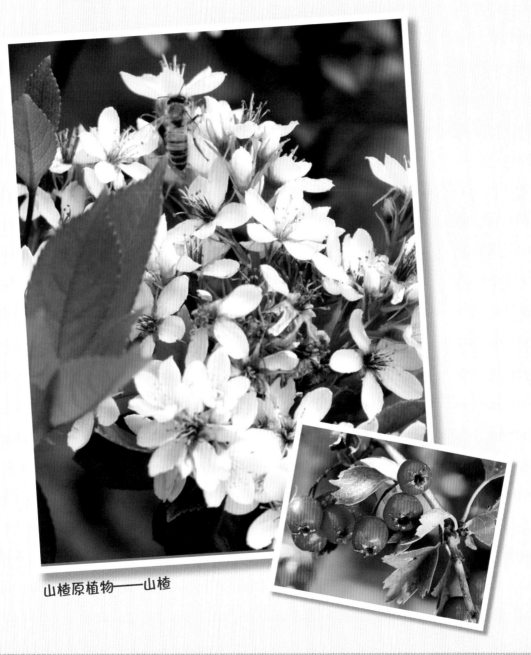

山楂原植物——山楂

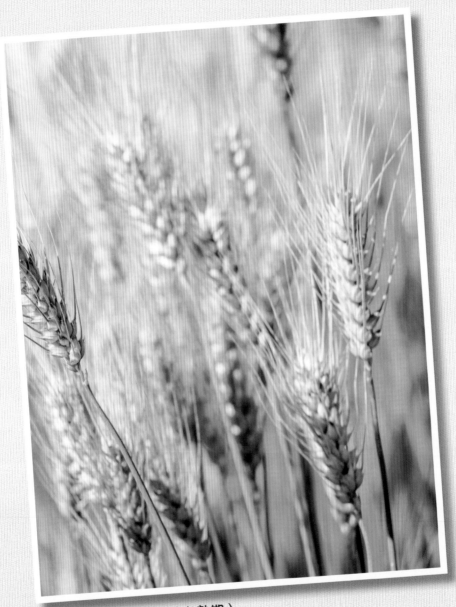

麦芽原植物——大麦（成熟期）

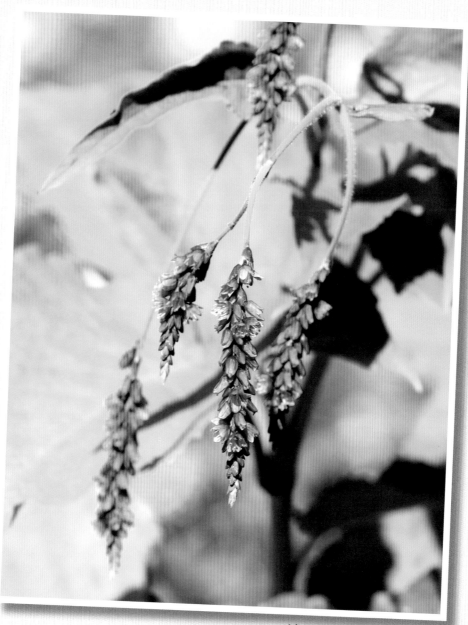

神曲原植物之——辣蓼

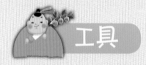

盆、烤箱、胶刮刀、烘焙油纸、一次性手套。

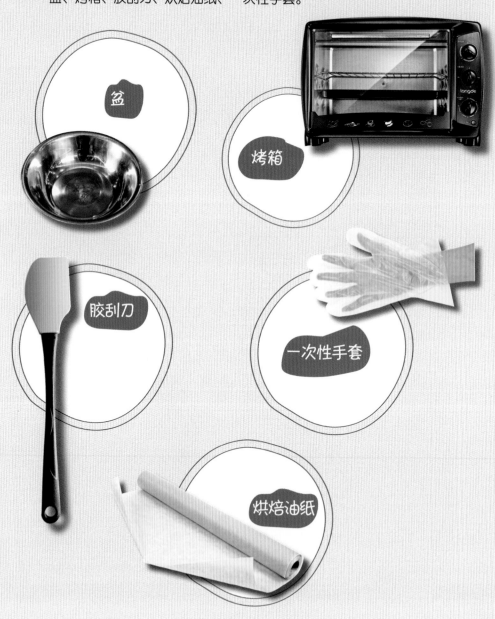

盆

烤箱

胶刮刀

一次性手套

烘焙油纸

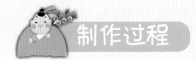 制作过程

一、准备工作

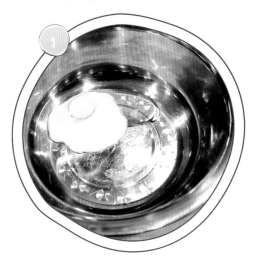

1. 黄油放入盆里，融化后搅拌，再加一个鸡蛋搅拌，让黄油和鸡蛋混合均匀。

2. 加入细砂糖和盐，搅拌均匀。

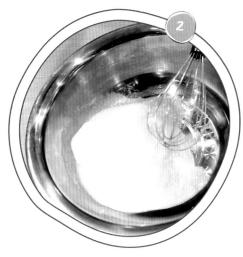

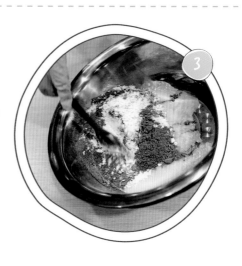

3. 再依次加入面粉和焦三仙药粉，用胶刮刀搅拌均匀。

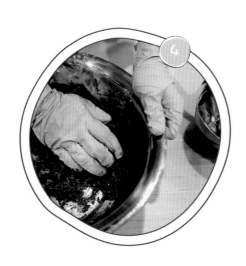

4. 用手揉成面团，放入冰箱冷冻半小时。

二、烤制

1. 将冷冻好的面团取出，分成小份，每份25g，手工制成各种形状，厚度为 0.5 ～ 0.7cm，尽量统一。该步骤在烘焙油纸上操作。

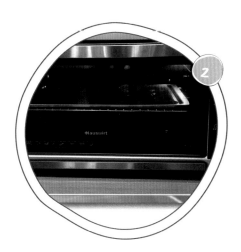

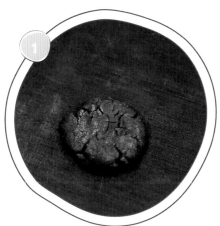

2. 放在烘焙油纸上，放入烤箱，上火 170℃，下火 180℃，烤 16 分钟即可。（烤箱需提前 20 分钟预热，温度达到 160℃）

3. 烤好后，拿出来晾凉，包装。

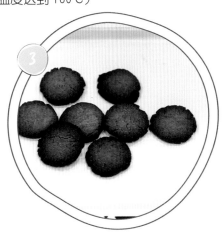

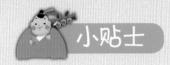

小贴士

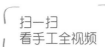

扫一扫
看手工全视频

1. 孩子要从小养成饮食的好习惯，按时吃饭，使其内脏更好适应。幼儿吃饭时不能看电视，避免精神紧张，这样胃部才不会有太大压力。

2. 克服偏食，注意营养全面性。荤素搭配，少吃零食，多吃易消化食物。

3. 注意腹部保暖，不使胃肠道受寒冷刺激。

手工制作**⑩**

儿童健脾饼干

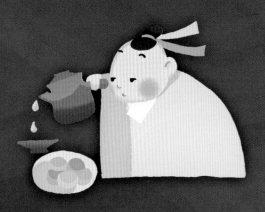

中医认为脾胃是"气血生化之源""后天之本"。小朋友的脾胃功能健全，才能更好地发育成长。脾虚会引起湿疹、黄疸等症状，还会经常腹泻、咳嗽。脾胃好，才能吃得香，平时饮食要注意不多吃冰冷的食物，并且可以用食补的方法健脾。每天吃几块儿童健脾饼干，孩子会更健康！

山楂含有的解脂酶能促进脂肪类食物的消化，山楂还能促进胃液分泌，因此具有消积化滞的功效。

麦芽可以行气消食，健脾开胃，可用其泡茶、熬粥、煲汤等。陈皮，也就是橘子皮，主治胸腹胀满、食欲不振、呕吐腹泻、咳嗽多痰等症，常与白术、茯苓等配合应用。

神曲属于一种加工中药，是由面粉与其他药材混合经发酵而制成。药店中售卖的健脾开胃药粉，以炒山楂、炒麦芽、炒神曲、陈皮为主，用这种药粉可以制成儿童健脾饼干，既能让孩子开心吃饭，又能增强孩子的脾胃功能。

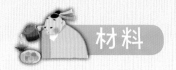

材料

健脾开胃药粉54g（药粉成分：炒白扁豆、炒山药、炒山楂、炒麦芽、炒神曲、陈皮、白茯苓）、低筋面粉180g、细砂糖90g、黄油90g，鸡蛋1个，盐少许。

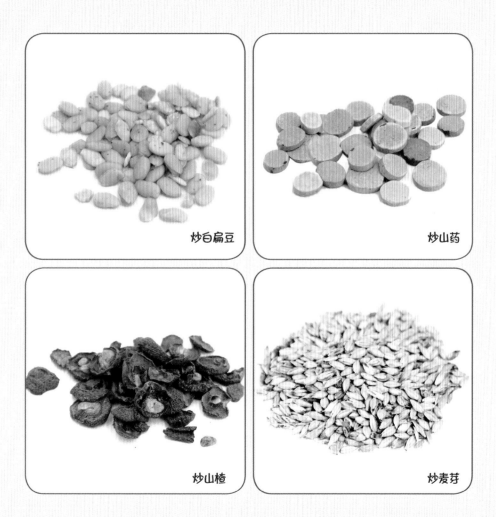

炒白扁豆

炒山药

炒山楂

炒麦芽

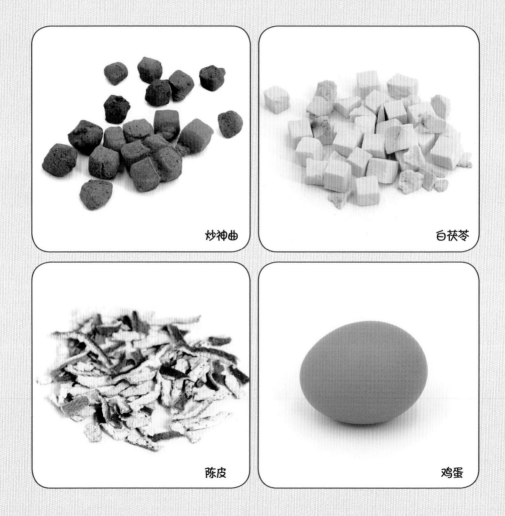

炒神曲

白茯苓

陈皮

鸡蛋

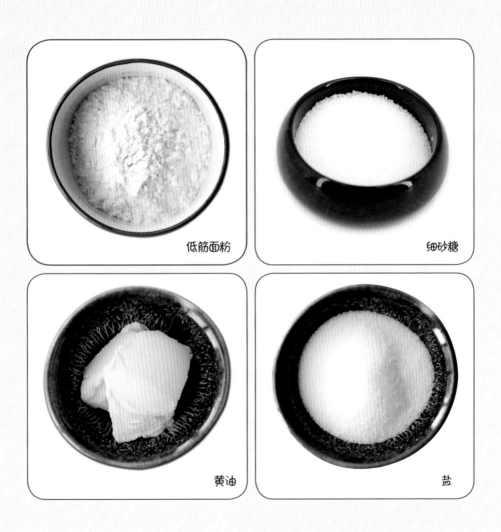

低筋面粉

细砂糖

黄油

盐

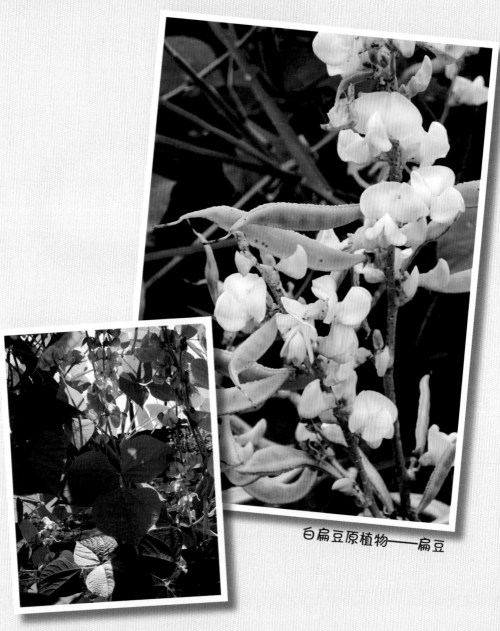

白扁豆原植物——扁豆

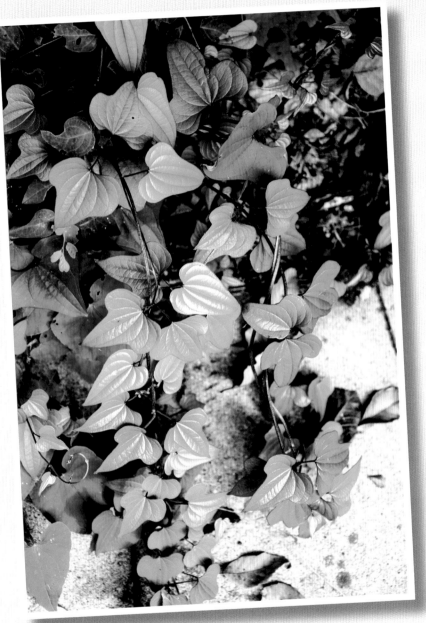

山药原植物——薯蓣

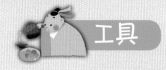

盆、烤箱、胶刮刀、烘焙油纸、一次性手套。

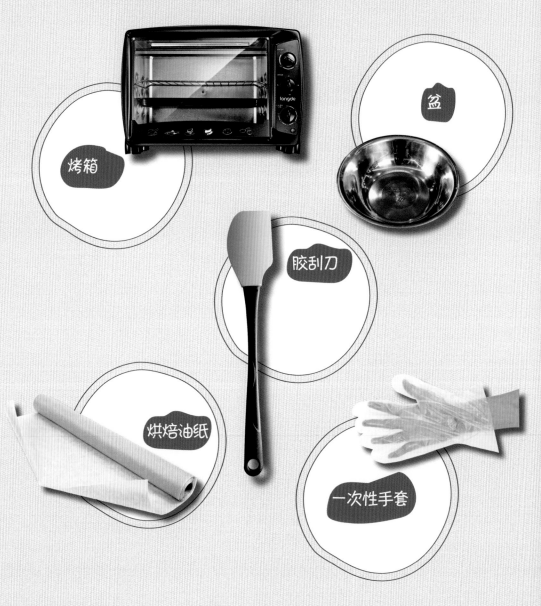

烤箱

盆

胶刮刀

烘焙油纸

一次性手套

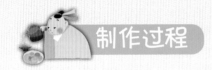

制作过程

一、准备工作

1. 黄油放入盆里，融化后搅拌，再加一个鸡蛋搅拌，让黄油和鸡蛋混合均匀。

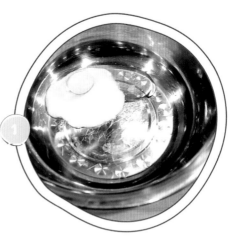

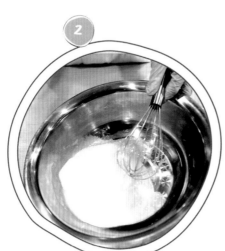

2. 加入细砂糖和少许盐，搅拌均匀。

3．再依次加入面粉和健脾开胃药粉，用胶刮刀搅拌均匀。

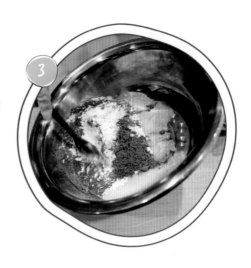

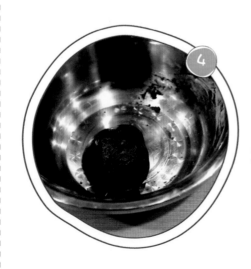

4．用手揉成面团，放入冰箱冷冻半小时。

二、烤制

1. 将冷冻好的面团取出，分成小份，每份 25g，手工制成各种形状，厚度为 0.5～0.7cm，尽量统一。该步骤在烘焙油纸上操作。

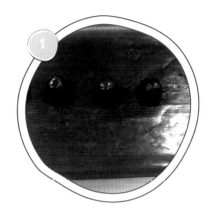

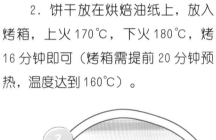

2. 饼干放在烘焙油纸上，放入烤箱，上火 170℃，下火 180℃，烤16 分钟即可（烤箱需提前 20 分钟预热，温度达到 160℃）。

3.烤好后，拿出来晾凉，包装。

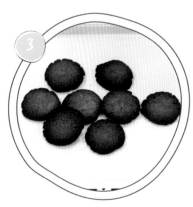

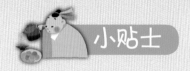

小贴士

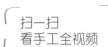

扫一扫
看手工全视频

1. 健脾的食物还有莲子、大枣、鲫鱼、香菇等。

2. 想给孩子健脾胃，还可以喝山药莲子粥、红豆粥、荷叶茯苓粥等。

3. 健脾胃，平时要少吃冰冷、难消化的食物，多运动。